近代名医珍本医书重刊大系

（第二辑）

女科综要
附医案余笺

郑守谦　著

钟剑　点校

天津出版传媒集团

天津科学技术出版社

图书在版编目（CIP）数据

女科综要附医案余笺 / 郑守谦著；钟剑点校. --

天津：天津科学技术出版社，2023.6

（近代名医珍本医书重刊大系. 第二辑）

ISBN 978-7-5742-1233-6

Ⅰ. ①女… Ⅱ. ①郑… ②钟… Ⅲ. ①中医妇科学—

医案—汇编—中国—近代 Ⅳ. ①R271.1

中国国家版本馆 CIP 数据核字（2023）第 093602 号

女科综要附医案余笺

NÜKEZONGYAO FU YIANYUJIAN

策划编辑：田　原

责任编辑：梁　旭

责任印制：兰　毅

出　　版：天津出版传媒集团

　　　　　天津科学技术出版社

地　　址：天津市西康路35号

邮　　编：300051

电　　话：（022）23332392（发行科）23332377（编辑部）

网　　址：www.tjkjcbs.com.cn

发　　行：新华书店经销

印　　刷：河北环京美印刷有限公司

开本 880×1230　1/32　印张9.375　字数168 000

2023年6月第1版第1次印刷

定价：65.00元

读名家经典
悟中医之道

扫描本书二维码，获取以下**正版专属资源**

本书音频　畅享听书乐趣，让阅读更高效

走近名医　学习名家医案，提升中医思维

方剂歌诀　牢记常用歌诀，领悟方剂智慧

- **读书记录册**
  记录学习心得与体会

- **读者交流群**
  与书友探讨中医话题

- **中医参考书**
  一步步精进中医技能

扫码添加智能阅读向导
帮你找到学习中医的好方法！

操作步骤指南 ┃ ①微信扫描上方二维码，选取所需资源。

②如需重复使用，可再次扫码或将其添加到微信"📦收藏"。

推荐文

中医药是我国劳动人民在长期防治疾病的实践中创造的独具特色的医学科学，千百年来为中华民族的繁衍昌盛做出了不可磨灭的贡献。作为新时代的中医药人，弘扬中医文化，传承国药精粹，使其更好地造福于民，是我们的神圣职责和义务。

当前，中医药自身正处在能力提升关键期，国际社会对中医药的关注度也日益提升。近年来，党和国家领导人非常重视发挥中医药在对外交流合作中的独特作用，并对新时期中医工作做出重要指示：一是全新、明确地界定了中医药学在中华文化复兴新时期的关键地位，是"打开中华文明宝库的钥匙"；二是指出了深入研究和科学总结中医药学的积极意义，即"丰富世界医学事业、推进生命科学研究"；三是揭示了中医药学在国际文化交流与合作中的重要作用，即"开启一扇了解中国文化新的窗口，为加强各国人民心灵沟通、增进传统友好搭起一座新的桥梁"。

天津科学技术出版社有限公司和北京文峰天下图书有限公司共同打造的"近代名医珍本医书重刊大系"第二辑包含 19 世纪中医名家代表作，如：《伤寒论启秘附仲景学说之分析》《集注新解叶天士温热论》《脏腑药式补正》《伤寒杂病论会通》《金匮要略释义》《研药指南》《伤寒杂病论义疏附医理探源》《金匮要略新义》《内科杂病综古》《女科综要附医案余笺》《金匮要略改正并注》《伤寒论改正并注》《香岩径》《张锡纯屡试屡效方》《张锡纯中药亲试记》《张锡纯中医论说集》《张锡纯医案讲习录》《张锡纯伤寒论讲义》《伤寒论新义》，包含了刘世桢、张山雷、黄竹斋、张锡纯等医家的代表作。

这些医家对中医发展、中医学术研究具有独特见地。时至今日，他们的学术思想和医案对临床及各类医学问题的研究仍具有重要参考和启迪作用。现将他们的经典医案和医论汇集整理重新出版，以为读者提供一份难得的了解、研究、继承中医的宝贵资料。

此系列丛书的出版，不仅具有示范意义，对全国中医药学术传承发展，也将起到积极的推动作用。且该丛书的点校与出版，并非单纯的医史研究，也非单纯的文献整理点校，而是有着很专业的实用价值，在阅读过程中，可以与这些医家的思想碰撞，产生火花。欣慰之余，愿为之推荐。

名老中医药专家学术经验继承工作指导老师

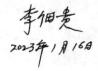

2023年1月16日

序 言

　　"近代名医珍本医书重刊大系"具有包含医家更多，选取品种更全、更具代表性，梳理更细致，点校者权威等特点。在第一辑的基础上，第二辑继续扩充19世纪中医名家代表作，共计19个品种。具体包括《伤寒论启秘附仲景学说之分析》《集注新解叶天士温热论》《脏腑药式补正》《伤寒杂病论会通》《金匮要略释义》《研药指南》《伤寒杂病论义疏附医理探源》《金匮要略新义》《内科杂病综古》《女科综要附医案余笺》《金匮要略改正并注》《伤寒论改正并注》《香岩径》《张锡纯屡试屡效方》《张锡纯中药亲试记》《张锡纯中医论说集》《张锡纯医案讲习录》《张锡纯伤寒论讲义》《伤寒论新义》，包含了刘世桢、张山雷、黄竹斋、张锡纯等医家的代表作。这次点校着重以中医传统理论结合著者学术经验予以诠解，汇辑各家注解，但不为古人注释所囿，联系所论的因、证、治疗等加以阐论和分析，凭证论治，论证用药。这套书深挖中华医藏，系统梳理19世纪中医名家代表作，可以为中医研究者提供坚实的文献研究基础，承前启后，为复兴中医药文化、提升中医药社会地位提供理论基础。也进一步贯彻了新时期中医工作重要指示精神：全新、明确地界定了中医药学在中华文化复兴新时期的关键地位，是"打开中华文明宝库的钥匙"。

"近代名医珍本医书重刊大系"是目前最系统地甄选19世纪中医名家代表作的系列丛书，特聘国医大师李佃贵指导，并邀请当今的中医名家、青年临床医师加入，进行严谨的点校重刊，旨在为研究中医药知识提供理论基础，传承发展祖国中医药文化。

全景脉学创始人

2023年2月11日

目 录

女科综要

卷 一 调 经…………… 7

卷 二 崩 证………… 23

卷 三 带 下………… 32

卷 四 不 孕………… 40

卷 五 妊 娠………… 49

卷 六 产 后………… 76

卷 七 乳 病………… 93

卷 八 杂 病………… 104

卷 九 女科药汇………… 116

卷 十 证治总括………… 126

医案余笺

第一章　内科

1. 中风 ………………………… 147

2. 项强、类中 …………… 147

3. 癫厥 ………………… 149

4. 偏正头风 …………… 149

5. 眉角风 ……………… 150

6. 尸厥 ………………… 150

7. 发热不退：仍系湿温 … 151

8. 外感风寒，内伤饮食 … 152

9. 结胸证 ……………… 153

10. 时疫、瘟疫烦呕………… 154

11. 疟疾…………………… 155

12. 白喉、喉痹………… 156

13. 肺炎………………… 157

14. 喘息、支气管炎……… 157

15. 衄血、吐血………… 159

16. 皮肤溢血…………… 159

17. 痧疹…………………… 159

18. 风疹（荨麻疹）……… 160

19. 噎膈………………… 160

20. 呃逆、哕………… 161

21. 反胃、呕吐…………161

22. 胃痛…………………162

23. 恚怒气结……………163

24. 诸气梗逆……………163

25. 漏气…………………164

26. 肝炎…………………165

27. 黄疸、黄肿…………165

28. 水肿、囊肿…………166

29. 痢疾、滞下…………167

30. 肠出血（肠红、肠风）…169

31. 痔漏…………………170

32. 二便不通……………171

33. 淋疝、癃闭…………171

34. 中毒、人参毒………172

35. 脚气…………………173

36. 脚胫软痠（酸）……174

37. 痹证…………………174

38. 历节痛风……………175

39. 腰痛、臀木…………175

40. 怔忡…………………177

41. 心神迷恍、记忆力差…177

42. 失眠…………………178

43. 阳痿、遗精…………179

44. 邪疯怪疾……………180

45. 眼痛…………………181

46. 耳聋…………………182

47. 鼻生息肉……………183

48. 口疮、牙疳（走马牙疳见
　　儿科类）…………183

49. 舌黑不焦，休从火治…184

50. 晕舌…………………184

51. 大麻风、疠毒…………185

【附录】

之一：痰与喘的有关证治…187

之二：略谈暑热卫生各方…193

之三：先后二天气血补泻分用
　　　方例……………195

第二章　儿科

1. 初生口噤不乳（俗名噤风
　　天吊）……………197

2. 脐风（即破伤风）………197

3. 胎毒、丹疹、赤游风、
　　头疮………………198

4. 风疹（俗称风团）………198

5. 腮腺炎（痄腮，亦名兜腮风
　　或抱耳风）…………199

6. 惊风（痉误呼作惊）……199

7. 小儿麻痹（痿痹、
　　瘫痪）……………202

8. 百日咳（顿咳、鹭
鸶咳）……………… 203

9. 小儿肺炎 …………… 203

10. 霍乱 ………………… 204

11. 悬痈（上腭疮）……… 204

12. 夜啼（多啼不住）…… 204

13. 痦疾 ………………… 206

14. 青筋症（腹大青筋，即疳
劳血蛊之类）……… 207

15. 虫症 ………………… 207

16. 脱肛不收 …………… 208

17. 误吞针铁 …………… 208

【附录】

之一：小儿发热各证的外用敷
药一览 …………… 208

之二：摘录恽铁樵有关惊风各说
（见《保赤新书》）… 209

之三：麻疹用方略记 ……… 211

第三章　妇科

1. 子宫炎 ……………… 230

2. 子宫脱垂 …………… 230

3. 子宫癌、阴疮 ……… 231

4. 阴蚀、滴虫 ………… 233

5. 痛经、月事不调 …… 234

6. 闭经 ………………… 235

7. 经漏、血崩 ………… 237

8. 血尿成淋 …………… 239

9. 热入血室 …………… 240

10. 转脬不溺 …………… 240

11. 带下 ………………… 241

12. 不妊 ………………… 242

13. 保胎 ………………… 243

14. 避孕 ………………… 244

15. 漏胎 ………………… 245

16. 妊娠恶阻 …………… 245

17. 临产催生 …………… 245

18. 难产救逆 …………… 246

19. 产后发热、褥劳
（产褥热）………… 247

20. 产后中风 …………… 248

21. 产后痢疾 …………… 248

22. 产后破口伤风 ……… 248

23. 产后危症 …………… 249

24. 产后恶露不尽 ……… 249

25. 无乳 ………………… 249

26. 乳疮 ………………… 250

27. 血厥 ………………… 251

28. 紫癜病 ……………… 252

29. 脏燥（癔病）……… 252

30. 痞块 ··············· 252

31. 蛊胀 ··············· 253

32. 鳖瘕 ··············· 254

33. 阴挺 ··············· 255

34. 梦交 ··············· 255

35. 其他杂症（少见）······ 256

【附录】

之一：古今合理通常可用

　　　　之方 ··········· 257

之二：望诊述要 ········· 263

第四章　外科

1. 疮疡百毒 ············· 266

2. 肾脏痈 ··············· 268

3. 无名肿毒 ············· 269

4. 疔疮 ··············· 270

5. 甲疽肿烂 ············· 271

6. 牛皮癣 ··············· 271

7. 瘰疬 ··············· 271

8. 锐毒 ··············· 273

9. 妒精疮 ··············· 273

10. 截足风 ············· 274

11. 蛇伤 ··············· 274

12. 蜈蚣咬伤 ············· 275

13. 汤火伤 ············· 276

14. 金疮跌打 ············· 277

15. 其他杂症方············· 278

【附录】

笺余赘言············· 278

医案五则 ············· 279

后　叙··············· 284

后　记··············· 286

女科综要

凡 例

1. 本书系个人从事女科临证中学习和实践的心得体会，专为家传授徒或讲学之用，力求简明实用，要言不繁。

2. 书中所列历代主要女科论著，对祖国女科学的贡献很大。本编选述其中精华，以为参考。

3. 本书着重女科的临证论治，探讨辨证施治的规律。对女科的钻研，必须先熟习祖国医学的系统理论和基本法则，才能对专科的医论深入理解。

4. 书中所选方药剂量及计量单位，大都按原出处所载。应用时，要按原方药味剂量的比例，斟酌病情，予以加减。其未标剂量的，可根据病情，按现定计量单位，以常用剂量酌定之。

绪　言

（一）

《内经》云："医之治病也，一病而治各不同，……得病之情，知治之大体也。"

妇人疾病，治之大体，基本与男子相同。由于妇女的生理特点：有孕、产、哺乳等情况，就有其特定病理变化，如经、带、胎、产和乳病；其病机和人身的气、血、五脏及冲、任二脉的机能失调有关。妇科疾患又多居血分，因妇女以血为本，上泌乳汁，下成经水；血为气母，气伤血亦病。血统于脾、属于心、藏于肝、调于肺、化于肾，其中肝肾同源，最为关键；二者有病，又与冲、任牵连。冲为血海，任主胞胎；凡属子宫疾患，多与此二脉有直接关系。冲、任、督三脉，同起予贮血的胞宫，督脉总诸阳脉，任脉主诸阴脉，因而人身的阴阳平衡，赖以维系；带脉约束诸脉，从而加强其联系。如此，冲、任、督、带关联紧密，又与其它经脉、气、血、脏腑相互影响；因而形成了妇科病特有的生理病理。这是祖国医学统一整体观中的独特一环。

除此之外，七情内伤，多育致损，刮宫太繁，房劳不慎，医药错乱，等等，都属人为造成的忧患，医者不可不察。往昔男尊女卑的旧俗，视妇女为坤阴吝啬、中情多郁的偏见，现今虽已基本清除；但讳疾难言的隐衷，甚或讳疾忌医的顾虑，人或有之。凡此等等，对女科病的医疗预防，医者更应深入调查研究。

中医女科的目的，不只为专科病的治疗；要充分发挥中药的调摄作用，以改善妇女体质为要务；从而对中华民族的繁衍昌盛，作出贡献，这是女科临床家为妇女服务的主要着眼点。因而学习女科，应全盘掌握整个中医思想体系和一般治疗规律，在熟能生巧中灵活运用；切忌急躁取巧，只学临床处方，而不钻透全部中医理论。

（二）

中医女科学源远流长。历代古籍女科专书颇多；现存者首推马王堆汉墓出土的《胎产书》，其余大都继承和发扬了《内经》的理论体系。汉代张仲景的《金匮要略》。晋代王叔和的《脉经》。隋代巢元方的《诸病源候论》。唐代孙思邈的《千金要方》，咎殷的《经效产宝》。宋代陈自明的《妇人大全良方》，系搜集《内经》、巢氏病源、李师圣《产育宝庆集》、朱瑞章《产科备要》等综合而成。元代朱丹溪的《丹溪心法》。明代王肯堂的《证治准绳》，武之望的《济阴纲目》，张景岳的《妇人规》，万全的《女科汇要》。清代傅山的《傅青主女科》，肖赓六的《女科经纶》、陈修园的《女科要旨》，沈尧封的《女科辑要》，叶其蓁的《女科指掌》，阎纯玺的《胎产心法》，叶天士的《女科全书》，王琦的《达生篇》，沈金鳌的《妇科玉尺》。《四库全书》中收有宋代陈无择的《产育宝庆方》，此册在明代《永乐大典》中已刊出，但名为《产乳备要》云。

近代新书甚多。如丁福保的《近世妇人科全书》，宋爱人的《月经问题》，时逸人的《中国妇科病学》，叶橘泉的《近世妇科中药处方集》等，对女科论治，大体完备。

学者可择要深入学习，精益求精，定能登堂入室。如能结合现代化医学手段，走我国医学科学自己发展的道路，定可推陈出新，以攀世界医学高峰，更好地为人民服务。

卷　一

调　经

一、名词浅释

（一）天癸

天癸是标志男女已发育成熟的通用名称。"天"指自然，在人就指先天所赋的根本元气，它来自父母，可称天真之气。"壬癸"二字都是古代天干中表示水的代词。人的癸水是指天赋的血脉阴水，通过肾脏（肾属癸水）的气化作用而成。因而天癸就是天真之气与壬癸之水相合，经过后天培育的水气物质，它通过肾的气化作用，产生男精女血（排卵、行经）的再生机能。当男女发育成熟：男数二八（十六岁左右），女数二七（十四岁左右），肾气充足，精血正旺，男生精虫，女行月经。因为此时，血海充盈，卵巢分泌，按月子宫出血，下行为月经，这就是癸水生旺发动的机理，从而可以生育，这种自然性成熟的机能，就是人的天癸。因而也有用天癸当作月经的代词的。

（二）经期

正常月经的产生有定期，是一种周期性排卵和子宫出血的过程。因为妇女属阴，其气上应太阴（太阴指月，三五而盈，三五而缺），下应海潮；月有盈亏，潮有潮汐。月经如潮有信，不误周期，月月如期，经常一定，所以称之为经。因而妇人经水就有月经、月水、汛期、月信、月事等名称。这种定期行经活动，叫做经期。按准时日，对月一行（典型周期为28天）是正常的生理现象，名叫对月。这是清升浊降，推陈致新的道理。

正常月经通常在21~35天内来潮，如期排泄，行经3~5天、或2~8天干净。正常量约50~150毫升。经色为淡红至暗红，质不稠，无血块，无特臭。

二、一般概念

月经的产生主要与冲、任、督三脉和五脏有关。

冲脉总司月事。十二经气血冲汇于此，故"冲为血海"；血多气易上冲，便于调节脏腑之气，有"五脏六腑之海"或"十二经之海"的别称。它隶于肝，属于阳阴；而肝肾同源，谷气盛则血海满，因之冲脉与先天肾精和后天胃气是密切相关的。

任脉主任养胞胎，总任人身阴脉，专司精、血、津、液等阴液，是"阴经之海"。它隶属少阴，系于胞宫，是人体妊养之本。

　　冲、任二脉相互资生，同司月事，使血海更加充盈。行经时，阴血下注，成为经水，下行为月经。所以月经也可说是经络之余。只要冲脉血盛，任脉气通，就能维系月经的正常来潮。

　　月经是由血所化生，要通过气化血和血化精的过程。因为血是由脏腑精髓所化生，还需依赖气的生化调节作用。经水是阴血，阴必从阳，配气而行，因而产生月经的机理全赖气血协调。冲、任、督三脉，皆联血海，是月经之源。而血、气来源于脏腑。心生血，是胃之母；肝藏血，疏畅气机；脾统血，主生精气，与胃同为生化之源；肺主气，朝百脉而输精微；肾藏精，是气血生成之本。总之，血是源于水谷精华，经脾胃的生化，上归心、肺，经过肾的气化作用所变成的。而血在妇人，下归血海；"血为气母，气为血帅"，一阳一阴；是互相依存的。

　　血海上联心胞络，下系于肾当中，是火得水而形成胞络通于心，水得火而形成胞络固于肾；上下相关，阴阳调匀，从而生化的机能顺畅。因肺主肃降，肾主纳气，肺阴下降于阴，然后气能化血；水火相济，心气下降入肾，然后血能化精，也就是肾藏精（气）得以施化。因之经水赖肾水的施化作用而下行，所谓气化血。就是肺金为火所用，血化精，是火为水所用；这就是气化血、血化精的涵义。但妇女气多有余，而血常不足，这是与月事、胎产、哺乳等有关的。

血、精、津、液同属于阴，气属于阳；阴阳相辅，气血调和，人得健康。只要冲、任不受损伤，五脏安和，阴阳和协，生化机能顺畅，月经也就正常。反之，如气血不调，就会发生月经病。如《内经》曰："二阳之病（足阳明胃，手阳明大肠）发心脾，有不得隐曲，女子不月；"说明水谷不荣，心不生血，七情伤气，气伤血也伤，就会发生月经不调和血枯等病。

本篇可与西医所说：子宫内膜炎、子宫周围炎、输卵管炎、卵巢炎、盆腔炎、子宫肌瘤等，对照参阅。

三、《内经》记载

《素问·上古天真论》："女子七岁，肾气盛，齿更发长。二七而天癸至，任脉通，太冲脉盛，月事以时下，……七七任脉虚，太冲脉衰少，天癸竭。"

《灵枢·五音五味篇》："今妇人之生，有余于气，不足于血，以其数脱血也。"

四、病因分析

（一）月经不调

多由风冷客于胞内，冲任损伤，气不摄血。月水是经络之余，对寒温的适应不当，以致寒则血结，温则血消，所以月经乍多乍少，或前或后。

（二）月经不通

多由冲、任损及手太阳、少阴之经，胞络内绝，血气不通。约分：

1.冷结：血性得温则行，遇寒则闭；既成冷结，故月水闭滞。

2.血枯：胃气虚冷，津液不生，血气不成；劳伤过度，气血枯竭，故月经不行。

3.血结：月水不通，久则血结，变为血瘕。血水相并，壅涩不宣，脾胃虚损，变为水肿；皆能导致经乱。

五、经病分类

（一）经早（月经先期、经期超前）

经不到期而先至，每月来潮提前一周以上。有内热以致血热妄行，和脾虚以致气不摄血两项。一般以超前属热，但有虚实之分。

（二）经迟（月经后期、经期错后、经期退后）

月经来潮错后一周以上。有内热耗阴，寒凝血虚，肝气郁结的不同。一般以错后为寒，也应辨其虚实，以脉症参之。

（三）经少（月经量少）

正常周期，经期缩短，经量减少，即轻型的经闭或干血的先兆。其原因多与生化机能失职有关：其因血海空虚而经少者为虚中之虚；其或因瘀结阻滞而经少者为虚中实症。

（四）经多（月经量多）

经期正常，来潮血量增多。有内热影响血海和气虚不能摄血两项；前者为血热妄行，后者为虚不止血，但无论寒热皆伤脏气。

（五）经漏（月水不断、经期延长）

经水过多，淋漓不断，延长经期时日。这是血崩的先兆。病因多与冲任不固有关，可分血热（充血）、气虚、或胞中患有其他病症所致。

（六）经来忽止

未得病前，经水已来；得病时，经水才断，就是经水适断的意思。有邪阻、劳伤、忧郁、惊恐等原因。

（七）经乱（月经先后无定期、月经愆期）

月经一月二次，月余或隔月一次，迟早不定，前后颠倒错乱，极不规则。或年未及衰而先止，或年过五十而妄行，极不正常的现象。多因虚损、气血失调所致，即与肝、脾、肾的亏损有关。

（八）经闭（月事不来）

指胞脉闭阻而说。正常室女，十四岁左右，经水不来；或延至一些年时，仍无月经的；或曾行经而久断的。此系生化不全，并非经阻。有其生理与病理的成因，不外虚实两途，应就血亏血枯、血隔邪阻、气机不利等原因论治。如形若正常人、但无何痛苦，虽经治疗也无反应的，则属于暗经（见下文）等生理不同的原因，可不作病理研究。

（九）怪异经（经期异常）

经期不匀，或先后不等，不对期，不定日数；以及并月经（两月一次），居经或按季经（三月一次），避年经（每年一次），暗经（一生不行经，但能生育，俗称观音身），激经或垢胎、盛胎（受孕后仍每月行经而仍产子）等，都是因为禀赋不同的生理变异，不一定是病态；总属气血有余或不足两项，后者常与营养失常有关。

（十）经阻

停经不行，与经闭不同。寒热虚实，气滞血凝，均可致之。应就症详察，使其畅通。

（十一）经凝

经水不畅，成条、成块、成坨；均系死血凝积。法宜去瘀生新，以免引致干血成痨。

（十二）递经（倒经、经行吐衄）

经行表现为吐血或鼻血，甚或眼耳出血者；而经水甚少或全无。即俗称倒经（代偿性月经），也属经乱范畴。浊阴不走下窍，而上逆为衄。多因气郁肝热，血热上溢；也有因他病诱发的：如阳虚体质、气伤而吐，阳络伤而鼻衄等。总之，是经期气逆、升而不降的道理。

（十三）经色变

经水颜色，红为正常。经水变色：深红为热，更热为紫。紫黑为热夹瘀。淡黑为寒。黄混如米泔色为湿。淡白、淡红、淡黄都属虚寒。

（十四）经水应来不来

在发育完满的室女"二七"时期，经水应来不来。童痨多见此现象；否则就属发育不全。

（十五）经水适来而病寒热

当得病时，月经适来，称为经水适来。经水适来兼有寒热，是伤寒热入血室的现象：昼安夜躁，形如疟疾，法详伤寒书中。

（十六）经水因孕而停止

受孕后排卵机能自然停止，所以月经暂停，是生理自然现象。

（十七）经痛（痛经、经行腹痛、月经困难）

经痛多因气血凝滞，经行不畅，不通则痛之故。有在行经期中或经期前后，和阵痛的不同；有寒热虚实之别。经前和经期作痛，痛而拒按多为实，即气滞血凝之过。经前作痛为寒，又或为气积、脉络不通。属于阵痛的，必然乍作乍止；又为血瘀而热，或为气迫；其血下成块的，又为气凝。经后作痛，痛而喜按的多为虚，即气虚或血虚（因其内空，故痛而喜按）。腹胀者多气滞，腹痛不胀者多血积。其或经前经后均痛的，乃是虚实错乱不匀，审证更宜详察。

六、辨证述要

大致月经先期多为热。经多而秽臭的是实热；经少而臭的是虚热。月经后期多为寒。经多而色淡的是虚寒；若经少而痛，少腹拒按的，就是寒凝血积，乃是实证。经水断续淋漓，先后无定期的，多因脏气内郁，其虚实待详审定之。凡经应断绝（更年期）而复来不尽的，是气虚不能摄血所致；其有子宫疝瘕的出血，又属例外。

所谓月经先期为热，是指血溢妄行。月经后期为寒，是指胀痛留滞。但不可一概而论，亦有先期为寒，后期属热者。例如：内衰而气不摄血，经可先期而行；血少而气又不能运化，经水也会后期而至，应于脉证间细心观察。经行先后无定期，则与脾虚肝郁及肾亏等有关。

七、论治总括

月经不调的主因，不外血虚、积冷、气郁三者。而培养生化之源，使气旺而血自行，是调经的根本办法；可以补水、补火和调气三法统之。因妇女以肝为先天，故调经首重于肝，次重心与脾胃，再次重肾与八脉。疏肝理气，则中土（脾）不失其信，而血随气行，经水自然不会阻闭。养肾以安八脉，使水能生水，而冲、任、带脉，各司其事，就不会发生经水枯竭或淋漓的病。再结合经色的红、紫、晦、淡，少腹痛与不痛，以定寒温补泻的治法。

总之，调气和血，经病自愈。气为血帅，气为血配。气行血行，气宁血宁，气乱血乱；气热血也热，气寒血也寒；气降则血降，气升则血升。气凝、气滞、气清、气浊的偏向所趋，血必随其变迁而同一合化。单凭属于气一方面的，可分热逼、冷积、气郁（结）去认识它，单凭属于血一方面的，又可分血虚、血枯、血瘀（阻）去认识它。

至如先因病而后经不调，当先治病，病去则经自调；若因经不调而后生病，当先调经，经调则病自除。又"急则治标，缓则治本"等，都是应该注意的。

八、调经疗法

（一）辨证用方　注意随症加减应用。

1. 虚证

（1）归脾汤（《济生方》）：治脾虚不能摄血。

人参　炒白术　茯神　炒枣仁　龙眼肉各二钱　炙黄芪　当归　远志各一钱　木香磨冲　炙甘草各五分　姜枣煎服。

（2）人参养荣汤（《和剂局方》）：治脾肺俱虚等症。

人参　炙黄芪　白术　茯苓　桂心　陈皮　当归　炙甘草各一钱　熟地七分半　白芍钱半　远志五分　五味子七粒　姜枣煎服。按此方即十全大补汤去川芎，加陈皮、远志、五味子。

2. 实证

（1）桃红四物汤、又名元戎四物汤（《医宗金鉴》）：治血结瘀血。

当归　熟地　炒白芍　桃仁各二钱　红花　川芎各一钱　水煎服。

【（按：归、地、芍、芎为四物汤）（《和剂局方》）】

（2）平胃散（《和剂局方》）：治脾湿痰痞。

苍术二钱　厚朴姜制　陈皮　炙甘草各一钱　姜枣煎服。

3.郁证

（1）逍遥散《和剂局方》：治月经不调

当归　炒白芍各钱半　炒白术　柴胡　茯苓各一钱　炙甘草　薄荷各五分　煨姜三片　水煎服。一方中有陈皮、地骨皮。

（2）越鞠丸、又名芎术丸（《丹溪心法》）：统治六郁。

炒香附　炒苍术　川芎　神曲　黑山栀各等份，为末作水丸。

（二）通用之方（一般通用）

绛灵丹（自拟方）：治经闭、经痛、经错、经迟、经少及血块。

十大功劳　鸡血藤　丹参　炒黄芪各五两　合欢皮　柏子仁　红曲米　神曲各三两　茜草　仙茅　陈皮

各两半　蒲黄　香附　远志　牛膝　柴胡　山楂炭各五钱　桔梗　木通　南星　桃仁　海金沙　延胡索　田三七　苏梗　良姜各三钱　共研末，每服一钱，日三次。

（三）痛经用方

1.实证

（1）七制香附丸（《医学入门》）：治癥瘕经痛。

香附子十四两　分七份

一份同当归二两酒泡令透

一份同莪术二两童便浸

一份同丹皮、艾叶各一两米泔水浸

一份同乌药二两水浸

一份同川芎、延胡索各一两水浸

一份同三棱、柴胡各一两醋泡

一份同红花、乌梅各一两水浸

以上每份按春三日、夏二日、秋七日、冬十日浸后蒸晒干，单取香附子为末，以浸药水打糊为丸，梧桐子大，每服80丸，临卧酒送下。

（2）十香丸，又名十香正痛丸、十香舒郁丸（《景岳全书》）：治气滞寒滞。

木香　沉香　小茴香　炒香附　泽泻　乌药　丁香　陈皮　煨荔枝核　皂角炭　等分为末，酒糊丸。

（3）活络效灵丹（《医学衷中参西录》）：治经痛

络阻。

丹参　当归　生乳香　生没药各五钱　水煎分四次服，温酒送下。

（4）中将汤（日本汉医方）：治经痛不调。

延胡索　牛膝　续断　苦参各三钱　当归六钱　官桂　山楂炭　郁金　木香　甘草各二钱　沙参四钱　肉蔻与赤石脂各三钱　同炒后去石脂共研末，每服三钱，纱布包好，开水泡浸温服，日二次。

应用时按编者以往临床经验，酌减赤石脂一味。

（5）三黄四物汤（《医宗金鉴》）：治实热经痛。

四物汤　加黄柏　黄芩　甘草　水煎服。

2.虚证

（1）艾附煖宫丸（《沈氏尊生书》）：治子宫虚冷。

四物汤　加艾叶三两　四制香附六两　吴萸　炙黄芪各二两　续断两半　官桂五钱　醋糊为丸，梧桐子大，每服50～70丸，淡醋汤下。

（2）益母胜金丹（《医学心悟》）：治风冷经痛。

四物汤　加香附四两　炒白术四两　丹参三两　茺蔚子四两　益母草八两　酒水各半熬膏，蜜丸，每服四钱。血热者加丹皮，生地各二两，血寒者加肉桂五钱。

（四）选用成方

1.温经汤，又名大温经汤（《金匮要略》）：治月经不调、崩漏、冷痛、虚寒不孕等。

吴茱萸三两　当归　川芎　白芍　人参　桂枝　阿胶　丹皮　生姜　甘草各一两　麦冬一升　半夏半升　水煎分三次温服。

2.芎归胶艾汤，又名胶艾汤，胶艾四物汤（《金匮要略》）：治血气两虚、漏下、胎动、胞阻等。

四物汤　加炒艾叶三两　阿胶　甘草各二两　水酒煎，温服日三次。

3.正气天香散（《医方集解》）：治经闭作痛。

香附八钱　乌药二钱　陈皮　苏叶各一钱　干姜五分　每五六钱水煎服。

九、简附验方

（一）室女经多《圣济总录》方

侧柏叶　木贼草　等份炒为末每服二钱，米汤饮下。

（二）经闭《本草纲目》方

蚕沙二两炒黄，入酒煮沸，去渣，和水饮下。

（三）经逆《多能鄙事》方

大鱼胶（鱼鳔）切炒，新绵卅张烧灰，每二钱，米汤调下。

（四）痛经

1.《妇人大全良方》方：炒香附一两　荔枝核烧存性五钱　共研末，每二钱，米汤饮下。

2.《本草衍义》方：天仙藤五两炒焦为末，温酒调服一二钱。

3.《日本汉医神效方》：治腹痛及淋漓。

海萝（即海藻）重剂煎服。或伴小柴胡汤下。

十、经期注意

1.保持安静，情志舒畅。

2.适当休息，睡眠充足。

3.谨避风寒，注意保暖。

4.避免过劳，不作剧烈运动。

5.确保子户清洁，使用消毒月经带。

6.忌食生冷及刺激性食物。

7.忌冷水浴，禁止坐浴。

8.已婚者禁忌房事。

9.慎用过寒过热、大辛大散、大剂量之药。

卷　二

崩　证

一、名词浅释

崩证又名崩漏、崩中、漏下、血崩或经崩，是在妇女正常周期性月经期以外，所见的不正常子宫出血（除外流产）。其来势急，下如崩泉、而血量多的称"崩"。其来势缓，持续漏泄、而血量少的称"漏"。二者可以相互转化：久崩可渐成漏，久漏亦可成崩，故崩漏常常合论。

二、一般概念

崩漏主要与冲、任二脉及肝、脾受损有关。肝、肾同源，关连冲、任；如此冲、任失司，肝不主脾，脾不统血，固摄无权，以致血不循经，而成崩漏。

"崩"如堤防已溃，郁热妄行，迫血下行。崩为急病，可危生命。

"漏"如器漏淋漓，血无制约，不时漏泄。漏为缓病，应防成崩。

总之，出血失血，不可等闲视之。西医所谓功能性子宫出血，可以一并研究。

三、《内经》记载

《素问·阴阳别论》："阴虚阳搏谓之崩。"

【按：阴脉不足，阳脉盛搏，则内崩而血下流。】

《灵枢·百病始生篇》："阳络伤则血外溢，血外溢则衄血；阴络伤则血内溢，血内溢则后血。"

【按：阳络为上行之络脉；外溢者从上出，外溢于皮肤（粘膜）；如衄血，系指鼻衄。阴络为下行之络脉；内溢者从下流，内溢于募原；如后血系指大便出血。】

四、病因分析

崩漏症候不一，但病因相同。主要由于冲、任受损，气不摄血。气血不和，易伤冲、任；郁火伤肝，热迫血下；烦劳忧思，使心脾胃虚损；房劳伤肾，肝肾同源，可加重冲、任损伤；或寒客胞中，气不能固等。以致络伤血溢，经血失去约束，子宫收缩不全，所以子宫容易出血。"阴络伤则血内溢"，内溢也就是血从下流。其甚者见于子宫溃疡，子宫瘤等病。总之，血不归经，离经即成败血，着痛多属死血。正如《血证论》所云："女子崩带乃下行之血，……凡系离经之血，与荣养周身之血已暌绝而不合。"

五、症状简述

崩漏症状有以下型式：

大崩（大出血所致血脱）

猝崩（热迫暴崩）

乍崩（瘀滞）

久崩（虚溃）

漏下（经漏渗出）

如膏（亦作胶）

如淋（经血混下，不时淋沥，与忽然暴注的崩出
不同）

其兼证有：大小腹痛，阴道痛，腰脊痛，大骨盆
痛，腿膝痠痛，四肢关节牵引痛，或不痛而有顽麻。

经血形色有：清淡、浊紫、黑红，凝块、成片、成
丛，如米泔、屋漏，臭水不粘等。

六、辨证述要

此病热多寒少，但虚实均有之。虚者由于气不摄
血；实者则为热积血瘀。《产宝》分阳崩阴崩：受热而赤，
谓之阳崩；受冷而白，谓之阴崩。赤属血热，白属气
虚。但崩中日久，则为白带。应注意：体壮新病，症多
属实，其病似轻；体弱久病，症多属虚，其病可重；体
虚有邪，则虚中夹实等情，不可不察。

七、论治总括

崩漏多系属热属虚，宜补涩兼凉。所谓泻火滋水，火清则水津四布，而血不致崩。重在调气血，固冲、任，以止血为主。"急则治标，缓则治本"，也就是崩重治标，漏重治本。首宜止血防脱、塞流止漏以治标；次求澄源补虚，清化或温化以治本。总之，治崩宜理气降火；治漏宜养气制火。但不可多用寒凉，慎用辛温等药。忌犯虚虚实实的弊病。

八、崩证治法

（一）人工止崩法

使病人侧卧。医者就其背后贴坐，以一手按其朝上的臀部，一手握持其侧卧在下的脚，紧紧向上提起，使子门速闭，而崩可渐止。

再加以下药栓治疗：

枯矾　黄丹各三钱，绢裹，外搽麻油，以线扎住成团，留线尾于外，将药团缓缓插入子户，一小时后取出收效。

【按：此法为救急备用，黄丹不宜久用。】

（二）涩血用方

1.独圣散（《校注妇人良方》）：治血崩不止。防风、不拘量，研末，每服二钱，酒煮白面清水调下，每日二次。

2.玉仙散(《奇效良方》):治妇人诸虚。香附炭　白芍各一两　甘草一钱　研末,每服三钱,竹叶煎汤或热汤下。

气痛加炒姜黄,炒陈皮汤下。

3.止血汤(自拟方)

贯众　山慈菇叶　仙鹤草　重量煎送以下药味:炒乌贼骨　炒防风　炒黄芪　炒阿胶　炒棉花子　研末同煎服。仅服前三味药(重量)亦效。

4.黑蒲黄散(《妇科医要》)

炒蒲黄　炒地榆　炒荆芥　炒阿胶　血余炭　棕灰　当归　炒香附　丹皮　共研末,兑醋少许同服(一方中有:炒白芍　川芎　生熟地)。

有热:去当归、香附、加知母、黄芩、炒山栀。

有寒:去丹皮、地榆,加人参、白术、炙甘草、肉桂、附子。

肝郁:去当归、地榆,加郁金、柴胡、赤芍、山栀。

瘀痛:去阿胶、棕灰,加延胡索、神曲、五灵脂。

(三)通用之方

1.虚证

(1)茯菟丸(《和剂局方》):治崩淋白浊。菟丝子十

两　五味子七两　石莲子二两　茯苓三两　山药六两（一本无山药），共为末，酒煮糊丸梧桐子大，每服50丸盐汤调下。

（2）千金龙骨散（《备急千金要方》）：主调经除带。

龙骨三两　黄柏　半夏　桂心　干姜　灶心土各二两　石苇　滑石各一两　代赭石　乌贼骨各四两　白僵蚕五枚　共研细末，酒服方寸匕，日三次。

2.实证

（1）清心莲子饮（《和剂局方》）：治崩带淋浊。

石莲肉　人参　炙黄芪　茯苓各七钱半　麦冬　地骨皮　炒黄芩　车前子　炙甘草各五钱　共为末，每服三钱、水煎。

（2）龙胆泻肝汤（《医宗金鉴》）：治淋浊带下。

龙胆草　柴胡　泽泻各一钱　车前子　木通　生地　当归各五分　山栀　黄芩各三钱　甘草一钱　水煎服。

（四）辨证用方

1.实热型

（1）血府逐瘀汤（《医林改错》）：治瘀血结痛。

桃仁四钱　红花　当归　生地　牛膝各三钱　赤芍　枳壳　甘草各二钱　川芎　桔梗各钱半　柴胡一钱　水煎服。

（2）小蓟饮子（《医方集解》）：治结热血淋。

小蓟　炒蒲黄　藕节　滑石　木通　生地　炒山栀　淡竹叶　当归　甘草各五分　水煎温服。

（3）黑神散（《和剂局方》）：治产后恶露不尽等（包括产后十八症）。

熟地　归尾　赤芍　炒蒲黄　桂心　炒干姜　甘草各四两　炒黑豆半升　每服二钱，酒、童便各半煎。（编者用时去干姜）

2.虚热型

（1）固经丸（《妇人大全良方》）：治血热崩漏。

炙龟板四两　炒芍药　炒黄柏各三两　炒黄芩二两　炒香附　炒樗皮各两半　酒丸梧桐子大，每服50丸，酒送下。

（2）惜红煎（《成方切用》）：治经血不固。

白术　山药各二钱　炒白芍一钱半　炒荆芥　地榆　炒续断各一钱炙　甘草一钱　北五味十四粒　乌梅二个　水煎服。

火盛者加：黄芩、黄连。

脾虚者加：人参、破故纸。

（3）奇效四物汤（《普济方》）：治有热久崩。

四物汤加艾叶炭　炒阿胶　黄芩各半两　每服四钱，姜五片水煎。

3.虚寒型

（1）升阳益胃汤（《脾胃论》）：治崩漏、经水不调。此方亦名益胃升阳汤（见《医方集解》）。补中益气汤（黄芪、炙草、人参、当归、橘皮、升麻、柴胡、白术）加：炒黄芩　炒神曲　每服三钱为末，姜枣煎。

（2）升阳举经汤（《兰室秘藏》另见《医方集解》）：治劳伤崩漏。

补中益气汤加：白芍　黑栀子　姜枣煎服。

4.寒热夹杂型

（1）金华散（《妇人大全良方》）：治出血瘀痛不化。

延胡索　瞿麦　当归　丹皮　干葛各一两　石膏二两　蒲黄半两　威灵仙　桂心各三分　一方加姜二片，每服二钱，日二次。

（2）大圣散（《和剂局方》）：治崩带及产后血虚。

石膏　泽兰各二两　干地黄一两半　当归　川芎　白芍　炒芜荑　炙甘草各一两三分　肉桂一两一分　茯苓　厚朴　炒柏子仁　卷柏　细辛　炒吴萸　防风　桔梗各一两　白薇　炒阿胶各半两　五味子　白芷　炮姜　川椒　丹参　白术　人参　黄芪　川乌　藁本各三分　共研末，每服二钱，热酒调下。

九、简要验方

1.《濒湖集简方》：三七研末，同淡白酒调三钱服，三次可愈。亦可用药五分入四物汤同服。

2.《妇人大全良方》：荆芥穗、于麻油灯上烧焦为末，每服二钱，童便和开水冲服。

3.《千金要方》：

（1）川芎　酒煎服，可加生地汁同煎。

（2）桃核烧存性，细研，酒服方寸匕，日三次。

（3）荷叶炭半两　蒲黄　黄芩各一两　共研细末，每服三钱，空心淡酒下。

4.《奇效良方》：

治白崩方　老丝瓜烧灰　棕榈烧灰　等分二三钱，空心酒调下，或淡盐汤调服。

5.《保寿堂方》：治崩证诸药无效者。

甜杏仁上黄皮烧存性，研末，每服三钱热酒下。

6.《普济本事方》：香附子去毛炒焦，研末，每服二钱，米汤调下。可加棕榈皮灰。

十、调护注意

1.前述经期注意事项，可参照执行。

2.出血时宜安卧静养。

3.保持镇静，切忌惊慌。

4.流血不能自止时，应紧急就医检诊。

5.警惕和预防虚脱。

6.慎用辛温行血动血药物。

卷 三

带　下

一、名词浅释

（一）带下（狭义的）

女子发育成熟，阴道即有少量无臭透明的分泌物溢出，对阴道有润滑保护作用。在经期前后，或妊娠初期，其量稍增，这是正常的阴道分泌物，也就是"生理性带下"。

如阴道分泌物增多，而色质异常，兼有特殊臭味，则属病态。是奇经中带脉为病，任脉不固，水湿浊液下流；又因其流出物，有形如带，连绵而下，这就是带下症。带下常为白色，所以通称白带。也因有其他颜色而命名的：如称黄带、赤带、青带、黑带、五色带等。日本俗称白者为白血，赤者为长血。

（二）带下病（广义的）

由于带脉围绕人身腰部一如腰带，而女科病的部位大都在带脉以下，所以这种广义的带下，泛指妇女的经、带、胎、产等病。俗有"十女九带"的说法，意指上述病症是妇女常见的多发病。古代名医扁鹊过邯郸，闻贵妇人，即为"带下医"，说明"带下"是妇女常见的普通病。

（三）白淫、白带、白浊

同为阴道白色分泌物。但白带是秽液，出自胞宫。白浊是水浊，渗自膀胱。白淫是滑精，与房后男精未摄有关。

（四）白崩

由于劳伤胞络，白色秽液，与崩伤下血，相夹而成白崩，即是重症白带。

二、一般概念

带下症主要与带、任二脉有关。带司约束，任主胞胎。带脉衰减，任脉失职，不能约束固摄，遂致水浊渗漏，淫溢下流，清浊不分，而成带下；这是由于肾与小肠不能分泌清浊，所以从阴道溢出分泌物。此时邪入胞宫血海，或者由于气郁、血瘀、湿积所致。

方书所论带下成因甚多：精、液、痰、湿、血、浊、瘀、郁、热、虚、冷等，总不外带、任二脉为病，但肝、脾、肾亦常有关系。此病每因慢性缠绵，而转为严重痼疾，莫不由于下元亏损所致。西医所说：子宫炎症，输尿管病、淋毒病、产后所遗的腐败毒症，与其他化脓性菌病等，均可详参.

三、古籍记载

《素问·骨空论》："任脉为病，……女子带下瘕聚。"

《素问·玉机真藏论》："少腹冤热而痛，出白，一名曰蛊。"

【按：张子和云："妇人带下，……少腹冤热，溲出白液，冤者屈滞也，病非本经，为他经冤郁而成此疾，皆从湿热治之。"】

《难经·廿九难》："带之为病，腹满，腰溶溶若坐水中。"

《素问·痿论》："思想无穷，所愿不得，意淫于外，入房太甚……及为白淫。"

四、病因分析

古称带下为带、任二脉之病。精、血、液、痰、湿皆可由任脉下行而为带。其实心脾郁结、肝肾虚败；或为湿热，或属阴寒，秽浊稠粘，下注小肠、胞宫、血海之间，浸淫而下，白滑如带。主要由于膀胱或胞室不洁，湿郁化热，蒸出浊液，渗入膀胱而成带下，其或肾不藏精，肾阳虚损，冲任不守，胞中精液滑脱而下，与男子遗精、白浊略同。

五、古医论点

1.巢元方：主虚寒。

2.严用和：主血不化。

3.张景岳：主血积或脾肾两亏，带出精窍。

4.刘河间：主热积则精溢。

5.朱丹溪：主湿痰。

6.缪仲纯：主火郁。

7.叶香岩：主热。

8.赵养葵：主阴虚。

9.《产宝》及《千金要方》分出带下三十六疾如下

（1）十二瘕：所下之物，一如膏，二如青（黑）血，三如紫汁，四如赤皮（肉），五如脓痂，六如豆汁，七如葵羹，八如凝血，九如清血似水，十如米汁，十一如月浣，十二如经度不应期。

（2）九痛：一阴中伤痛，二阴中淋痛，三小便即痛，四寒冷痛，五经来腹痛，六气满并足痛，七汁出阴中如虫啮痛，八胁下皮痛，九腰痛。

（3）七害：一害食，二害气，三害冷，四害劳，五害房，六害妊，七害睡。

（4）五伤：一窍孔痛，二中寒热痛，三小腹急牢痛，四脏不仁，五子门不正引背（肾）痛。

（5）三痼：一经闭不通，余二者文缺不载。《千金》谓为：二绝产乳，三羸瘦不生肌肉。以上旧说难稽，似有模糊难得要领之弊。张仲景认为卅六疾皆由子脏寒热、劳损而下及阴内所致。

六、辨证论治

带下虽有虚实，但属于湿浊和下元亏损居多。脾肾亏虚，当从虚治。郁久化热，当从实治。究竟风寒湿热及何脏腑之虚，宜于脉象兼症中加以细辨。如肝郁脾伤，中气下陷，精气不能上输以生营血，遂下白滑之物，就是阳虚气陷；则宜补脾舒肝。如所下物气腥而热，其色黄赤，当以脾湿热居多。若审其人气不甚虚，但却阻郁不化，就是虚中夹实，则宜清利湿热。但用清利者，以湿除热去为度。用升提者，以下元不虚，始为中肯。如系体质内虚，纯属脱漏不固，而寒冷兼见时，当用兜涩温补为宜。

《妇人大全良方》及《傅青主女科》中，分出五色带的看法而定治疗各方，可供参考。

七、带下治法

（一）通用之方

带下通用方（自拟方）：治赤白带。

补骨脂　山萸肉　香附子　茯苓　黄柏　续断　车

前子各三钱　蛇床子钱半。

　　赤带：加阿胶。

　　（二）辨证用方

　　1.实证

　　（1）加味逍遥散，又名丹栀逍遥散、八味逍遥散（《校注妇人良方》）：治肝郁带下。

　　炒当归　炒白芍　炒白术　茯苓　炙甘草各一钱　柴胡　薄荷叶　丹皮　炒山栀各五分　水煎服。

　　（2）萆薢分清饮（《丹溪心法》）：治膏淋白浊。

　　萆薢　益智仁　石菖蒲　乌药等分　一方加：茯苓　甘草梢减半　共为末每服五钱，入盐水煎，食前服。

　　赤带：可加赤芍、苦参。

　　（3）易黄汤（《傅青主女科》）：治湿热黄带。

　　炒山药　炒芡实各一两　炒黄柏二钱　车前子一钱　白果十枚　水煎服。

　　2.虚证

　　（1）完带汤（《傅青主女科》）：治脾虚白带。

　　炒白术　炒山药各一两　炒白芍五钱　制苍术　炒车前子各三钱　人参二钱　甘草一钱　柴胡六分　陈皮　芥穗炭各五分　水煎服。

　　（2）白芷散（《校注妇人良方》）：治赤白带。

煅白芷一两　煅乌贼骨二枚　血余炭五钱或煅胎发一团，酒调二钱服。

虚甚者可加：补骨脂。

（三）带下选方

可参阅卷二崩证通用方

1.实证：龙胆泻肝汤。

2.虚证：茯菟丸。

3.寒热夹杂：大圣散。

八、简要验方

1.《千金要方》：治带下方。

（1）水和云母粉，服方寸匕。

（2）韭菜子七升醋煮干（须过千沸），焙研炼蜜为小丸，每吞卅粒。

2.《徐氏家传方》：治多年带下。

（1）石燕一枚磨水服。

（2）夏枯草花，开时采取，阴干为末，米汤饮下。

3.《太平圣惠方》：治虚困带下方。

葵花一两半，阴干为末，每服二钱空心温酒下。

4.《崔元亮海上方》：治带下方。

马齿苋三大合绞汁，和鸡子白二枚，先使后者温热，再下苋汁，微温顿服。

5.《医学集成》：治带下方。

白芷四两　用石灰半斤，淹三宿，去灰，切片研末，每服二钱酒调下，日二次。

6.《妇人大全良方》：治白浊方。

鹿角屑炒黄为末，每服三钱酒下。

7.《金匮要略》：矾石丸，治干血下白物。

矾石三分烧透　杏仁一分　共研作蜜丸枣核大，纳阴中，日一次。

九、调护注意

1.前述经期注意事项，可以参考。

2.注意营养和休息。

3.及时治疗全身慢性疾病。

4.勤换内裤。

5.少用或不用坐浴。

6.保持大便通畅。

7.节制房事。

8.节制生育，病未愈时不宜刮宫。

9.定期就医检诊。

10.凡用清热、燥湿，固涩、滋腻等药，应适可而止。

卷 四

不 孕

一、名词浅释

不孕又叫不育症，俗称绝产。指健康配偶，女子婚后三年外仍不受孕，或大产、流产后，未行避孕而三年不再怀孕的，都叫不孕症。前者称原发性不孕，多因先天不足；后者称继发性不孕，与后天失调有关。

至于用药物或其他方法使妇人不能孕育者，则称断产，即俗称绝育。

二、一般概念

方书标有求嗣、广嗣、种子、育麟等名。务必寻求无病而不受孕、与因病而不孕的原因。

妇人无子，多因血少不能摄精；又以肾水亏虚、难于孕育者居多。肝郁气滞，气血不和，胞脉不畅，都能造成不孕。肥盛妇人，躯脂满溢，可以闭塞子宫；瘦怯妇人，子宫缺血，因而精气难聚；以上都能引致经水不调，难以成胎。故欲求有嗣，必先视妇人经脉调否。

妇人怀胎，必需气血足而后能养胎。倘气虚则阳衰，血虚则阴衰；气血双虚，虽孕亦难保胎。故孕育子嗣，全在调经理脾，使血气充旺，才能成孕。至于先天不足，子户畸形，为数较少。此外，男性对不孕有无主要原因，又当另作检查，以便配合治疗。

三、《内经》记载

《素问·上古天真论》："女子七岁，肾气盛，齿更发长。二七而天癸至，任脉通，太冲脉盛，月事以时下，故有子。……七七任脉虚，太冲脉衰少，天癸竭，地道不通，故形坏而无子也。"

【按：地道不通指经水绝止，形坏无子说明冲任衰微。王冰注《素问》云："冲为血海，任主胞胎，二者相资，故能有子。"】

《素问·上古天真论》："丈夫八岁，肾气实，发长齿更。二八肾气盛，天癸至，精气溢泻，阴阳和，故能有子。……七八肝气衰，筋不能动，天癸竭，精少，肾脏衰，形体皆极。八八……天癸尽矣。……而无子耳。"

《素问·骨空论》："此生病，……其女子不孕。"

【"此生病"指冲、任二脉病。】

四、受孕原因

(一)受孕俗说

妊娠纯属天然常理。有些旧习传说,全凭理想推测。如《周易》所说:乾道成男,坤道成女。《道藏经》所说:月水净后,一三五日为单数受孕,可以成男;二四六日为双数受孕,定然成女。李东垣所谓:血净一二日成男,三四五日成女。褚澄所说:血先至裹精以生男,精先至裹血则生女。精血同时并集,或成非男非女的畸形。精血偏多偏少而分散各裹的,每成骈胎(双胎)、品胎(一孕三胎)的异型。又有以胞宫左右承受成胎而分男女的。据上所说,均难成为经验的实录。总之,生化自然,如凭臆断,父旺多男,母旺多女,似可研究。因受孕与否,全恃男女双方气血充足,平时无病,阴阳相会,两精相搏,才能有孕。

(二)受孕差别

平时一般受孕和不孕的对比,由子女子体气的不齐,难于概括有无规律。除终身不孕之外,有毕生仅产一胎的;有连产或骈胎的;有一产之后,竟逾十年或廿年再产的。有按期联妊,至某一时期而自然断孕的;有娩甫弥月而又受孕的;有半生不孕,近老而忽然育麟的。俗说"十个孩儿十样生",胎产之机,难以常理测定,就是惯做母亲的人,恐亦难说出可靠经验。

五、不孕因素

（一）常见的因素

对体质虚弱及精冷而不能受孕的，补偏救弊，应从温养着手。根据《内经》所说："七七任脉虚，……天癸竭，地道不通，故形坏而无子也。"因之只要未到更年期，尚可培养其体力，以增长其生理机能，是可借助于药物的。

若体质本来不虚，而不受孕，则必有其他病因。除调经以使受孕外，应从风寒乘袭子宫，实痰或积血充塞子宫，伏热内潜冲、任血海；肥人脂肪厚塞，及子宫发育的本质异常，别有乖戾等因，分析其有病或无病，对孕育的影响如何？然后对症用药。并宜避免妄药求子的偏弊，和情绪郁躁的不宜，极为重要。

西医所谓：阴道闭锁、阴道痉挛、子宫颈管狭小或闭锁、子宫肌瘤、阴道炎、膀胱瘘管、子宫位置异常、输卵管水肿、卵巢炎及肿瘤、脂肪过多及恶液质等，更应详查。

（二）不孕的体质

《广嗣纪要》有五种不孕的说法，话涉离奇，但也有其意义，统为女阴变异，分述如下。

1.螺：乃骡字的误写。骡形的女子，无生殖能力，因其交骨曲缩如环，像螺旋纹状，不易开坼，有碍性交，因而不育。

2.纹：指阴窍屈曲，如盘旋状，先天狭小，仅可通溺，阻碍交合，俗名石女（或实女或外石），可以手术割开，但总有碍生育。

3.鼓：指阴窍内有皮绷急如鼓草，类于处女膜闭锁，仅有小孔通溺行经，俗称内石，亦碍生育。

4.角：指阴窍中另有一物似角，即阴蒂过长，兴奋时亦能自举，突出户外，名曰二阴，俗称雌雄人或阴阳生。可男可女，其实非男非女，但不常见。

5.脉：指女子终身不行月经（与暗经者有别），或月经失调而不育，可能有先天子宫发育不全，理难受孕。

以上都是先天畸形。有此怪异的女子，多半是讳不肯言的，应作妇科检查，以明真像。

六、不孕治法

（一）一般原则

一般以月经不调和气血不足，来分析问题。采取通畅气血，或按体弱不同的程度，补偏救弊，增长生机，以达到受孕的目的。

首重调剂阴阳，第一要使月经按时通调无碍。其次，男女两性均适应精神结合的原则，是没有不妊的。基本看法如下：

1.原发不孕，当从先天分析。

2.近年不孕，应从后天调治。

3.人分肥瘦：矮小肥白之人，多寒多壅阻，其脉沉软而迟。瘦高色黑之人，多燥多热涩，其脉躁数。

4.发育不全，及有结核病者难治。

（二）用药法则

1.分证用药

（1）有病不孕：随证用药，先去病根，以调经事。

（2）无病不孕：按体质盛衰所偏，调理气血。方用四物汤或归脾汤之类。

（3）气滞者：疏畅宣通，药味不宜过燥过辣。方用柴胡汤、二陈汤、丹栀逍遥散之类。

（4）血虚者：养血滋肝。方用四物汤加枸杞、菟丝、旱莲草、鸡血藤、桑寄生之类。

总之，从阳分可借升提，对心肺脾上中二焦补气。如参，芪、升、柴、远志之类。从阴分用药，略加镇静，对肝肾冲、任，滋助血液。如阿胶、丹参、枣仁、五味子，琥珀之类。

2.分脏用药：从肝脾肾分寒热疗法，温暖中下以治阳微，濡养气血以调阴损。

（1）走脾药类：茯神、茯苓、扁豆、石斛、神曲、佛手柑、佩兰叶、鸡内金、苍白术等。

（2）走肝药类：夜交藤、合欢皮、紫荆皮、鸡血藤、沙菀蒺藜、石楠藤、大小蓟、赤白芍等。

（3）走肾药类：覆盆子、地肤子、蛇床子、淫羊藿、益智仁、仙茅、锁阳、牛膝、五加皮、乌贼骨等。

3.经验用药：随应用方加入石楠叶、龟板、田三七、梅树梗、鸡蛋壳焙研兑用为好。

七、不孕选方

1.调经种子方（成方）：治不妊。

八珍汤（四君子汤合四物汤）：加益母草、砂仁、山楂、香附、生姜，服约一月。

2.启宫丸（《经验方》）：治子宫脂满不孕。

川芎　白术　半夏曲　香附各一两　茯苓　神曲各五钱　橘红　甘草各一钱　粥丸

3.抑气散（《重订严氏济生方》）：治妇人气盛于血者。

炒香附四两　茯神　炙甘草各一两　共为细末，每服二钱，沸汤空心调服。一方有陈皮二两。

4.益母丸（《医学入门》）：治癥瘕不孕。

益母草半斤　当归　白芍或赤芍　木香各二两，研末蜜丸，每日二钱，约服百日。

5.五子衍宗丸（《丹溪心法》）：治男子精虚。

菟丝子　枸杞子各八两　覆盆子四两　车前子二两　五味子一两　共为末蜜丸梧桐子大，每日空服90

丸，睡前服50丸。可加人参、黄芪。

八、简要验方

1.金城太守白薇丸（《备急千金要方》）：治绝产体肥者。

白薇　细辛各二两　人参一方有杜蘅（即土细辛，《古今录验》用牡蛎）　牡蒙（即紫参）　厚朴　半夏　白僵蚕　当归　紫菀各一两　牛膝　沙参　干姜　秦艽各半两　蜀椒　附子　防风各两半（崔氏加：桔梗　丹参各一两）　共为末蜜丸如梧子大，食前服三丸，缓增至四、五丸，一般四周见效，觉有妊即停服，不可久服多服。凡血虚内热，血枯津燥的忌用之。

2.《极要方》：治不受精无子。

山茱萸一两　酸枣仁　柏子仁各二两　五味子二钱　研筛如麻子大，食后吞二三丸。

3.马齿苋散（《验方》）：治生女不生男。

马齿苋二分熬　菟丝子一分　同捣合，食前煎服，日三次。

4.《日本汉医神效方》：治子脏寒冷的不孕。

常用温泉浴暖子宫，再用当归四五斤煎水，常用沐浴。

九、无孕灸法

《古今医鉴》：胞门子户穴（见附图）。

使妇人仰卧，用长十四寸（同身寸）的秆心一条，自脐心直垂下尽头处，以墨点记，再以此秆平折，横置前墨点处，其两头尽处，就是胞门子户穴，按之自有动脉应手，各灸三七壮，炷如箸头大，神验。

十、调理注意

1.少思寡欲。

2.情志舒畅。

3.营养适宜。

4.劳逸结合，经常运动。

5.月经前后，确保卫生。

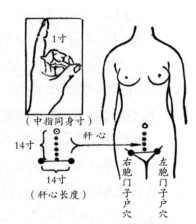

胞门子户穴示意图

卷　五

妊　娠

一、名词浅释

（一）妊娠（怀孕、重身）

《说文解字》的解释："胚、妇孕一月也。胎、妇孕三月也。妊、孕也。娠、女妊身动也。"故孕指有胎，妊指怀孕，娠指胎儿在母体中微动。妊与娠常连用，是说胚胎在母体中已发育成长。

【按：一般受孕五周内为胚胎，五周后为胎儿，四月末出现胎动。因之孕妇和妊妇似应分指怀孕的早期和后期，而妊娠当指从怀孕到分娩的全期。】

（二）正产（大产、大生、真产）

即妊娠期的"十月怀胎"，即二百八十天后，胎儿足月，自然产下的正常分娩。

（三）妊娠早期中绝

1.胎坠（堕胎）：怀孕三月内，胎未成形而坠下，名曰胎坠或堕胎。亦有怀孕仅一月而堕者，不易为人所知，俗称"暗产"。

2.小产（早产、半产）：怀孕三、四月外，胎已成形而坠下，名曰小产或半产。

3.滑胎（数堕胎）：堕胎或小产后，再怀孕仍如期而堕；或连续堕胎或小产数次者，名曰滑胎。即西医所称习惯性流产。

以上胎前病，皆因气血亏损，不足养胎，可包括子宫发育不良，及其他病症或劳怒跌损等影响。西医所说各种类型的流产，如不全流产和稽留性流产等，可加参考。

二、一般概念

胎产孕育，系自然生化常理。胚胎资先天之气以生，赖后天之气以长，肾与脾是生成之本。身体健康的人，本不易得病。胎前气血和平，则百病不生。所以妊娠首重养胎，非病则不必用药。但由于暂时的生理特殊改变，偶因环境不齐，人事歪曲，营养不良，时机气候不适等因，则易引起疾患。又因本人气血之偏，而变端百出，可形成复杂多样的病型。怀孕则血留气聚。妊养胎元，阴分多亏，阳气偏旺。若气旺而热，热则耗气血，而胎不安。所以说胎前杂症，总由胎气致之。清热养血，去邪安胎，这是胎前证治的大法。至若妊妇禀弱脉微，证属虚寒，法当温补，又当别论。

三、《内经》记载

《素问·上古天真论》："女子……二七而天癸至，任脉通，太冲脉盛，月事以时下，故有子。"

《灵枢·论疾诊尺篇》："女子手少阴脉动甚者妊子。"

【按：少阴脉指两手少阴肾脉滑动为主，胞系于肾，妊始成形，先生两肾；故尺阴之脉滑数。】

《素问·平人气象论》："妇人手少阴脉动甚者，妊子也。"

【按：手少阴：新校正云："按全元起本作足少阴。""手少阴脉动甚者"的解释，历代注家大同小异。王冰注云："掌后陷者中，当小指动而应手者也。"张志聪注云："诊尺之微妙。"张景岳注云："手少阴心脉也，故心脉当诊于左寸。动甚者，流利滑动也。……或兼足少阴而言亦可，盖心主血，肾主子宫，皆胎孕之所主也。"总之，妇人手（足）少阴脉动甚，都是怀孕的征象。】

《素问·阴阳别论》："阴搏阳别，谓之有子。"

【王冰注云："阴、谓尺中也。搏、谓搏触于手也。尺脉搏击与寸口殊别，阳气挺然，则为有妊之兆。"即尺脉主肾、血气旺盛，故尺旺于寸，阴中别有阳旺。】

《灵枢·经脉篇》："人始生，先成精。"

《灵枢·决气篇》："两神相搏，合而成形。常先身生，是谓精。"

《素问·腹中论》："何以知怀子之且生也？……身有病而无邪脉也。"

【按：有病指经闭。《脉法》曰：尺中之脉来而断绝者，经闭也。月水不利，若尺中脉绝者，经闭也。今病经闭、脉反如常者，妇人妊娠之证。有孕时尺脉仍如常，故云身有病而无邪脉。】

《素问·六元正纪大论》："妇人重身，……有故无殒，亦无殒也。"

【按：重身指怀孕。上无殒指母安全，下无殒指子亦安全；即用药有病，则病当之，既不伤母，亦不害子。】

四、妊娠常态

（一）停经

受孕后月经自然停止。

（二）轻型恶阻

受孕后，半数孕妇有时气逆作呕，饮食不振或择食。此因孕妇肝木多有余，肝欲收，喜食酸味；这是轻型恶阻，经过三月左右，不治自愈。

（三）脉象

身有孕而脉无病，尺脉滑数，神门脉（心）旺盛活泼。

（四）乳房变化

乳晕变暗。乳房渐大而胀。五月后可有乳出。

（五）胎动

妊娠四、五月，自觉胎动。可有小便频数感。

（六）腹大

腹渐膨大，体重增加后，可有下肢浮肿。

五、胎前病症

（一）恶心呕吐（恶阻、子病、阻病、食病）

受孕月余后，胎气阻逆，轻症以恶心为主，又名晨吐；重症则呕吐剧烈，阻碍饮食，影响健康，故称恶阻。此因孕后月水乍聚，冲任之气上逆，气壅中焦，以致胃失和降，肝失条达，痰水积留，故恶心而阻隔饮食。其治法如下：孙思邈用半夏茯苓汤（即二味药）。

张仲景用干姜人参半夏丸（即三味药）。

罗谦甫用二陈汤去甘草。

以上都是用温通和胃的治法收效。

（二）妊娠腹痛（胞阻、子痛、漏下）

妊妇小腹疼痛，是因胞脉阻滞，胞中气血不和，阻其化育，不通则痛，故称胞阻。治宜调气安胎，温经散寒。主用芎归胶艾汤（见卷一），或当归芍药散（《金匮要略》）：

当归三两　芍药一斤　川芎　泽泻各半斤　茯苓　白术各四两研末，每服方寸匕酒下，日三服。

本症与其他疾患所感的原因不同，也不是癥瘕痼癖之病，临症必须认清。

（三）妊娠水肿（子肿、子气、子满、皱脚、脆脚）

妊妇因水而肿：肿在上体，头面为主，小水短少，名曰子肿。因湿而肿：肿在下体，膝足为主，小水长者，名曰子气或琉璃胎。因水湿而肿，全身浮肿，胀满而喘，小便不利，名曰子满或胎水（羊水过多）。如仅两脚浮肿而肤厚者属湿，名曰皱脚或肥脚；其皮薄者属水，名曰脆脚。

此属胎水为患，有形的水与无形的气结合成病。病机总因土不制水，脾肾不足，水湿停聚所致。轻症不必服药，到分娩后自行消退。重症用理气行水以安胎，大半数可愈。子满之胎，易致损坏，或伴畸形，宜及早检诊。

（四）妊娠心烦（子烦）

妊娠烦闷，胸满痞逆，心惊胆怯，名曰子烦。由于胎气郁热，上扰心胸；热、痰与气滞，皆可致病。治宜清热化郁以除烦。

（五）妊娠眩晕（子晕、子眩、儿晕）

妊娠昏眩，胸闷泛恶，甚或发厥。多因素体脾虚，肝阳易亢，上扰清窍；或气滞痰郁所致。治宜养血平肝、祛痰解郁。并应预防其发展为子痫。

（六）因妊似风（子痫、妊痫、子冒、儿风、产惊、风痉）

证见头晕目眩，卒倒不语，口服㖞斜，发痉瘈疭，时醒时晕。由于妇人受孕，血养胎元，心肝血少，血虚生热，木火内动。总之，一因血亏，二因肝阳暴动，三因痰气。此证类似癫痫，实非中风。

此证可发生于胎前、临产及产后，但产后病名为郁冒。双胎之妇，气血过累，多见此证。发作时应作急救处理，如针刺人中等，一般治疗宜养血定风，以四物汤合二陈汤主之。总以护胎为主，不可过用风药。热甚者，可用羚羊角一味或羚羊角散、或清神汤。

1.羚羊角散（《证治准绳》）：

羚羊角　薏苡仁　炒枣仁各一钱　当归二钱　独

活　五加皮　茯神各八分　川芎七分　杏仁十粒　防风五分　木香三分　甘草四分　生姜引，水煎服。虚者加人参，痰甚加竹沥，胃寒加白术。

2.清神汤（《证治准绳》）：

人参　白术　茯苓　白芍　蜜黄芪　麦冬　归身　炙草各等分，姜枣引，水煎服。

（七）胎逆似喘（子嗽、妊娠咳嗽）

妊娠咳嗽，上气发喘，五心烦热，久嗽可致伤胎。朱丹溪认作火动胎逆，与外感寒气，饮邪泛溢者不同。治宜培土生金，化痰止咳，同六淫者，仍用六淫法施治。又胎死腹中气迫的，也有此现象。

（八）胎逆似痞（子悬、胎上逼心）

妊妇胸膈胀满，气逆喘促，名曰子悬。由于妊娠将养失宜，热伤胎元，胎气上逆所致。治宜疏肝解郁，和气安胎。

（九）尿频似淋（子淋、妊娠小便淋痛）

妊妇尿频涩少，可有刺痛，名曰子淋。多因肾虚不能制水，膀胱湿热郁结所致。治宜清热利湿以通淋，但不宜过于通利，以免伤胎。

（十）转胞不溺（转胞、妊娠小便不通）

妊妇腹胀心烦，小便不通，名曰转胞。多因胎重下坠，气虚不能举胎，膀胱受压所致；因而卒然小便不通，或点滴频数，甚至坠胀不出。轻症无痛，重症微痛。这是胎气过降，虽转胞似淋，而与一般尿频而痛的子淋，有所不同。治法急则可用朱丹溪举胎法：令人以香油涂手，自产户托举其胎，则尿自出，再以四物汤加升麻、人参、白术、陈皮煎服，服后以指试行探吐，以提其气，而尿可自出。如此三四次，则胎渐举，小便如常。一般治疗，但治其气，勿利其水，补气升举可愈。

（十一）胎漏似经（子漏、漏胎、胞漏、漏红）

妊娠期中，不时经漏淋沥，量少但无腹痛，名曰胎漏。此因冲任气虚，凡内有所激动，或因故触犯胎元所致。但与激经不同，因激经者按月行经，血盛有余，至怀孕四月后，血能自止。而胎漏出血日久，胞气不固，易致胎堕，故宜安胎以防早产，尤应避房欲、气恼及劳役。

也有妊妇胎漏，而胎仍不动的，俗呼狗儿胎。其人多系肥盛，血有余而气不摄；其所漏者，并非养漏血液，所以无多防害，不需治疗，实与虚人胎漏不同。而虚人胎漏严重者，若胎气已动，势欲难留，只得促胎早出。

（十二）胎动似坠（子伤、胎动不安、胎气不安）

妊妇阴道少量流血，并有腹痛或下坠感者，名曰子伤。此因冲任不固，胎动不安；其受伤原因，如怒气、触犯、毒药等，不外，虚实寒热，在气在血等项。应根据其原因去病安胎，以防流产。凡母病而胎动者，治其母而胎自安；因胎动而病及母者，安其胎则母病自愈。轻症早治可安；重症难安者，则可下之以救母为妥。胎动不安，常为堕胎和小产的先兆，不可忽视。

（十三）胞鸣似哭（子啼、子鸣）

妊妇腹内有声，如哭如啼，或如钟鸣，或似肠鸣，名曰子鸣。由于子失母气，胎气不和之故；多因抬手高举取物，牵动脐带，脐蒂不固所致。俗说指为子哭，绘声如啼。治法可用豆子散掷地面，令母屈腰拾取，立可自愈，无需用药。

（十四）九月失音（子瘖、子喑、妊娠失音）

妊娠九月，卒然不语，或声低嘶哑，名曰子瘖。此因胞络脉绝。因少阴脉络系舌本，当胎儿九月过大，阴塞肾气，阴津不足，影响舌本，妨碍发音。本证少见，并非大病，产后肾脉上通，自然而愈。

（十五）似胎非胎（伪胎、气胎、痰胎）

妇人经闭腹大，如同怀子，甚或血崩，实则伪胎。多因久不能孕，所愿不遂，血随气结，邪扰冲任而成。治宜解郁通下，可与西医的假孕合参。

六、保胎养胎

（一）保胎原则

保胎的目的是对体质素弱的妊妇预防早产的措施。故首重养胎，使母气充旺为主。原则以不扰动子宫，节劳、息怒；平时注意预防一切人事的伤害，及毒药害胎；更随其需要而进保胎的营养品。养胎宜视孕妇体质、起居饮食及天时地气关系，不必专恃药物。如需用药安胎，大概可分二法：一则去其动荡原因，一则恢复母体健康。可用《金匮要略》之方。

1.白术散：养胎温补之方。

白术　川芎　蜀椒　牡蛎各三分　共研末，调服一钱七，日三服，夜一服。

2.当归散：胎前、产后各病凉补之方。

当归　黄芩　白芍　川芎各一斤　白术半斤　共为末，酒服方寸七，日二次。

以上白术散调中和胃，孕妇夹寒湿者宜用。当归散润木行瘀，瘦人血少有热，胎动不安者宜之。但均应视其寒热，随证增减以安胎。

（二）保胎古法

①夫妇各宿，卧不久侧。②勿食不正之味。③勿看异物，勿听淫声。④勿涉险举重，手不鞭扑。⑤免惊恐，节劳饱。⑥勿乱服药，勿信巫言。⑦勿谈他人产褥难险等事。⑧虽不应过劳，亦不可呆坐，必须小役运动，活泼精神。

（三）养胎学说

1.孙思邈、巢元方、徐之才等所说略同：妊娠一月名始胚，肝脉养之。无食腥辛，不为力事。

二月名始膏，胆脉养之。无食辛臊。

三月名始胎（胞），心脉养之。无悲哀思虑惊动。

四月始受水气，三焦养之。和心志，节饮食。

五月始受火气，脾脉养之。无食干燥，无劳倦。

六月始受金气，胃脉养之。食甘美，无大饱。身欲微劳。

七月始受木气，肺咏养之。饮食避寒。

八月始受土气，大肠脉养之。无食燥物。

九月始受石气，肾脉养之。无处湿冷。

十月脏腑皆具，膀胱脉养之。待时而生。

2.《产经》记载：受孕一月曰胚。二月曰胎。三月曰血脉。四月曰具骨。五月曰动。六月曰成形。七月曰毛发生。八月曰瞳子明。九月曰谷入胃。十月曰儿出生。

以上系古人推测，姑载于此，以待研究。

【按：现代资料已证实，妊娠3～5周为胚胎。二月末具人形。三月末辨手足。四月末分男女、现胎动。五月末听及胎心音。六月末长毳毛。七月末发育完全。八、九月皮脂充实。十月毳毛脱，指甲齐，待出生。】

七、胎死腹中（胎死不下）

（一）原因

1.产前的：药伤、跌损、病坏、梅毒等。西医更有：传染病、肾脏炎、胎盘体质过小、胎盘血肿等。

2.临产时：临盆过早、惊乱、违理的催生、无经验的接生、巫医乖错、慌妄行术等。西医分出：骨盘狭窄、胎儿横位、脐带脱坠、手术损伤等。

（二）诊察

1.胎死确征：胎动停止，母体增寒，口臭呕恶，阴道下血，脉象沉涩，手指爪唇均黑等。

2.胎水异常：妊娠五六月、腹大异常的，名曰胎水。因胞中蓄水过多，不治也可伤胎致死。即西医所谓羊水过多、易致小产。

（三）预后

1.母面赤而舌青的，母活子死。

2.母面青而舌赤的，母死子活。

3.母唇口舌肌肉均青黑的，母子两亡。

（四）治法

1.对因热胎死、毒气瘀血内外交攻者：古方多用顺气、行瘀、活血，佐以下胎。如当归、牛膝、车前、硝石、红花、蟹爪等。

2.对寒冷过甚的：如胎漏血尽、坠仆内伤、病久胎痿等，产母微阳将尽，必使胞温血消，死胎自出。必用附子、肉桂、柞木等。

3.对生产逾三四日，儿死产门塞住下口的，则非刀剪不足以救母命于垂危。

八、异胎胎变

（一）经闭、血结成症（子宫外孕）

似胎非胎，或如水泡状胎块，结在子宫之外。

（二）枯胎

妊妇体质太虚，胎元不易长足，或过期不生，一年以外尚在怀孕；或产出不成人形，肢骸欠缺及软子等。

（三）怪胎（夜义胎、鬼胎）

此种怪胎，不可形容；多为白淫、白浊结垢混杂之体。西医所谓葡萄状胎者，可以参考。

九、临产难生（难产、产难）

（一）不同症状病名

1.胎位不正

（1）横产：胎儿手臂先出。

（2）偏产：儿头偏歪一旁而肩先露。

（3）倒产（逆产）：胎儿两足先出。

2.交骨不开：先天生理异常。

（二）古籍记载原因

1.安逸气滞。　　　　2.恐惧气怯。

3.胞血滞壅。　　　　4.胞破血干。

5.房事不慎。　　　　6.产道异常。

7.胎位不正。　　　　8.胎儿过大。

（三）一般难产见证

1.交骨不开。

2.子宫后屈。

3.去血漏久（沥浆生、裂胞生）。

4.致怯惊生（惊生）。

5.捧心生（胎气上攻，冲逆心胸，母子双亡）。

6.坐臀生（儿臀先由产门露出）。

7.背包生（脐带缠儿颈或肩）。

8.浪脐生（儿脚踏胞衣，脐带先出）。

9.寤生（闷气生、闷脐生、梦生，即初生儿不啼或新生儿窒息）。

（四）产前预防难产

1.及时调和气血。

2.纠正胎位不正。

3.结合妊妇体质处理。

4.运用手术助产。

5.定期产前检查。

十、临产催生

（一）正产的征候

正常临产以前，必有试痛的预兆（即阵痛）。试痛并非正产，不过产妇自觉腰痛腹痛，乍紧乍松，欲坠非坠，也就是试痛。

临产开始，子宫收缩，胎位下移，腰腹阵痛，气坠如欲大小便，谷道间异常挺逼，两手中指中冲穴跳动（临产离经脉），目花生火，浆破（羊水流出）下血（动红），腹痛愈急，这才是正产，儿头顺利向下，不久即生。

　　按生产程序：有未足月时的腹痛，痛定如常者，称为试月或试胎。有已足月的轻微腹痛，而无腰痛者，称为养胎。但两者均不连及腰间，并非正产的征候，应注意区分。

　　（二）临产前准备

　　临娩就是临盆，又叫坐蓐。此时护理上应多作准备。对催生两字，似属不须有的赘词。因为生育自然，一般无必要借用人工方法，催使出生的道理。不过凡事当有经验，对于产妇自己的思想准备，和从容不迫的安排，得到从旁护理，予以助产，也是极其重要的。

　　（三）临产三字诀睡、忍、慢（《达生篇》）

　　1.睡：开始有欲产之意，应安睡宁神，可使胎儿易于圆转活泼，达到顺产，这时虽有坠痛，不要惊慌。接之以忍痛为主，以待瓜熟蒂落。

　　2.忍痛：忍痛可致无痛分娩，要忘却坠痛，忍住坠痛。切忌妄自用力，或揉腰擦肚。产母的身躯不可左右摆扭，或伸屈不定，以致阻碍胎儿自然顺产的机能。坐蓐愈迟，产出更快。

　　3.慢临盆：从容临盆，戒急躁，喧乱。时机成熟，自然易产。冒进惊慌自扰，就会引出弊端，甚至发生意外危险。

（四）古籍生产名（《杨子建十产论》）

1.正产：足月顺产。

2.伤产：未足月而有伤动，或因故不能顺生致留产伤。

3.催生：待药催产始生。

4.冻产：冬寒血凝不易速生。

5.热产：盛暑热甚，产母血沸昏冒，易致血晕。

6.横产：产母用力不当所逼的肩产式；俗称讨盐生，婴儿一手先出，以盐握手可使缩入。

7.倒产：婴儿为足产式，应用人工推入使其顺产；俗呼脚踏莲花生。

8.偏产：儿头偏斜左或右，只露额角；应助产推正使生。

9.碍产：儿身已顺，仍难产下，或脐带绊肩碍产；应助产纠正。

10.坐产：临盆时产妇久坐疲乏，抵儿出路；可于高处系一手巾，使产母双手攀握，自屈两脚，可令易生。

11.盘肠产：临产子肠先出，产子后仍不收；以醋水各半喂产妇面背，可使收入。

十一、胎前医疗

（一）一般保胎：预防早产。

1.保产无忧散，又名无忧易生散、安胎保产方、千金不换方，或名十三太保（《胎产心法》）：初胎三四月至五六月，每月服三五剂；胎气已足时不必再服。胎动一服立安。临产热服一二剂易生。

当归二钱　白芍　川芎各钱半　黄芪　菟丝子　川贝母各一钱　荆芥炭八分　炒艾叶　炒厚朴各七分　炒枳壳六分　羌活　甘草各五分　生姜三片　水煎服。虚极加人参三至五分。

2.当归散：见前保胎养胎（一）。

3.白术散：同上。

4.黑白安胎散（《经验方》）：治胎动不安。

熟地　炒白术各一两　水煎服。

漏胎下血：加三七末五分兑服。

仆伤出血：加竹沥或生地末，酒和煎服。

5.小方：可加入上述保胎方中同服。

南瓜蒂　或梅树皮和枝梗，煎作茶服。

（二）预防小产

1.资生丸（缪仲淳，见《兰台轨范》）：治胎滑不固。

白术　人参　薏苡仁各三两　神曲　山楂　橘红各二两　芡实　麦芽　茯苓　山药各两半　炒扁豆　莲肉

各一两　炒桔梗　藿香　炙甘草各五钱　炒黄连　白豆
蔻　泽泻各二钱半　为末蜜丸，每丸二钱重，每服一丸，
日服二次，淡姜汤下。

2.新定所以载丸(《女科要旨》)：治胎气不安。

白术一斤　人参　炒杜仲各半斤　茯苓　桑寄生各六
两　大枣捣丸，早晚各三钱，米汤送下。

3.安胎饮(《沈氏尊生书》)：治曾堕胎者。

当归　炒白芍　熟地　生地　砂仁　炒阿胶各一
钱　炒杜仲　炒白术各二钱　条芩一钱半　续断八分　川
芎　陈皮　苏梗各五分　水煎服。见血者：加炒地榆、
炒蒲黄各一钱。

4.增损八物汤(《胎产心法》)：治有热漏胎。

人参　白术　当归　白芍　熟地　艾叶　条芩　黄
柏　阿胶(同蒲黄炒成珠，去蒲黄不用)　炙甘草　各等
份，姜枣引。

可用：杜仲、续断、枣肉为丸，名杜仲丸，常服。
按"千金保孕丸"即杜仲丸加：糯米、炒杜仲、山药、
作糊丸。

(三)恶阻用方

1.加味橘皮竹茹汤(自拟方)：

橘皮　麦冬　木瓜　枇杷叶　藿香各三钱　竹
茹　人参各二钱　柿蒂五枚　生姜三片　大枣二枚。可再

加：扁豆一两　生地三钱　白芍二钱　砂仁一钱　水煎服。
疼痛必加：羚羊角五分。

　　2.橘皮竹茹汤(《金匮要略》)：

　　橘皮三升　竹茹二升　人参一两　甘草五两　生姜半斤　大枣卅牧　水煎温服，日三次。

　　3.小地黄丸(《证治准绳》)：

　　人参　干姜　各等份研末，和生地黄汁为丸，如桐子大，每服50丸。可合上方同服。

　　4.二香散(《证治准绳》)：

　　香附一两　藿香　甘草各三钱　每服二钱。

　　(四)催生用方

　　1.佛手散，又名芎归汤、芎䓖汤、活血散、一奇散、君臣散、归芎汤(《和剂局方》)：

　　当归　川芎　各等份为末，每服三钱，或水煎温服。
　　朱丹溪治胎死不下并催生法：

　　当归一两　川芎七钱　酒水煎服。

　　2.催产万全汤(《经验方》)：

　　人参三至五钱　当归　炒红花各三钱　川芎　炒干姜各一钱　牛膝梢二钱　炙甘草　肉桂各六分　桃仁十三粒　加枣煎，食前温服，催生之效胜过佛手散。一方有枸杞、龟板、茯苓。

　　3.保产无忧散〔见前(一)〕。

4.蔡松汀难产方（《经验方》）。

炙黄芪一两　当归　枸杞　党参　炙龟板各四钱　茯神三钱　川芎　白芍各一钱　水煎，日服二三剂，只取头煎顿服。

（五）其他用方

1.肾着汤，又铝甘草干姜茯苓白术汤（《金匮要略》）：治妊妇浮肿，小便失禁。

炙甘草　白术各二两　干姜　茯苓各四两　水煎温服，分三次服。

2.葵子茯苓散（《金匮要略》）：治妊妇浮肿悸满，小便不利，起即头眩。

葵子一斤　茯苓三两　研末，饮服方寸匕，日三次。

3.当归贝母苦参丸（《金匮要略》）：治妊妇发热，小便不利。

当归　贝母　苦参各四两　研末作蜜丸如小豆大，每服三至十丸。

十二、简要验方

（一）安胎

《丹溪纂要》方：四物汤去地黄，加白术、黄芩，研末常服。

（二）胎损（《子母秘录》方）

1.妊娠八九月因坠或惊伤、心腹痛者：

青竹茹五两　酒一升煎至五合服。

2.因惊动胎出血者：

黄连二钱　研末酒调服，日二次。

（三）胎动

1.《产宝》方：

（1）竹沥　饮一升。

（2）欲堕者：白扁豆去皮为末，米汤饮下。

（3）发灰　每服二钱。

2.《太平圣惠方》：

秦艽　阿胶　炒艾叶　等份煎服。

3.《肘后方》就冷痛方：

（1）薤白一升　当归四两　水煎服。

（2）黄明胶二两　酒化顿服。

4.《金匮要略》方：芎归胶艾汤（见前卷一调经选方）。

（四）胎动下血（《本草纲目》方）

1.蜂蜡如鸡子大，煎三五沸服。

2.骤然下血不止（又名海底漏）：大剂参、芪。

（五）滑胎

1.《扬起简便方》：治频致堕胎。

杜仲八两　糯米煎汤浸透后，加炒去丝。

续断二两　酒浸焙干研末。

山药六两　共研糊调水作丸，如梧子大，每服四五十丸，空心米汤饮下。或加黄牛鼻骨并衉焙焦伴上方和丸更妙。

2.使胎滑易产方：

（1）《本草衍义》方：临产服葵子四十九粒研末。

（2）《妇人大全良方》：车前子　方寸匕酒服。

（3）《经史证类备急本草》方：蒲黄　地龙洗焙　陈皮等份研末，水调服一钱，立产。

（六）胞破不生

1.《妇人大全良方》一字神散：

鬼臼（独脚莲）不拘多少，有黄毛者应去毛，研末，每服一钱，酒煎服。

2.《积德堂方》：经数日不生，服之即产。

云母五钱　研末　温酒调服。

3.《信效方》：

芒硝末二钱　童便温服。

（七）催生

1.《胎产须知》：治血干者或胎漏。

清油半两　白蜜一两　同煎数十沸，温服。

2.《崔元亮海上方》：

蜂蜜　麻油　各五钱或半盏煎服。

3.《仁斋直指方》：

蜀葵子　滑石各三钱　研末，顺流水调服。

（八）交骨不开

1.《证治准绳》开骨散（又名加味芎归汤）：

当归　川芎各一两　炙龟板一枚　妇人头发灰一

握　水煎服。

2.《千金要方》：

（1）皂角子二枚　吞服。

（2）瞿麦　不拘多少浓煎服。

3.《石室秘录》方：

龟甲烧研末，酒调服方寸匕。

4.《梅师方》：

鳖甲烧研末，酒调服。

（九）盘肠生

1.《妇人大全良方》：

半夏研末，搐鼻孔中使打嚏，则肠自缩入。

2.《类证治裁》方：

灯草纳鼻孔中使打嚏，肠可缩入。

（十）逆产

1.《救急方》：

灶心土　研末，每一钱酒调服。并以灶心土调敷脐心中。

2.《千金要方》：

（1）用盐擦母腹上，并涂儿脚底，急爪搔之。

（2）葵花　研末，酒调服方寸匕。

3.《子母秘录》方：治倒生子死不出。

（1）当归　研末，酒调服方寸匕。

（2）车前子　研末，酒调二钱服。

4.《济生秘览》方：

蛇蜕一具　蝉蜕十四枚　头发一握　洗净共焙分两次服，酒调下。并以小针刺儿足心三七下，再擦盐少许，即生。

5.《医学三字经》横产灸法：

用艾一麻子大，灸妊妇右足小指尖。

6.《李时珍产难歌》：

芸苔子（油菜子）十五粒　研末，酒调服。

（十一）子死腹中

1.《千金要方》千金神造散：治双胎一生一死者。蟹爪去死胎，阿胶安生胎，有效。

蟹爪一升　阿胶二两　甘草二钱　以流水先煮蟹爪、甘草去滓，纳阿胶烊化服之。血凝不下者加桂心三钱。

【按：《产宝》有类似方、治子死腹中。】

2.《千金要方》千金博效方：治母气欲绝。

灶心土三钱　水调服。

3.《信效方》：

芒硝末二钱　童便温冲服。

十三、妊娠注意

1.勿乱服药，或妄用针灸。用药时注意：

（1）三忌：忌过用苦寒，忌燥血动火，忌补塞滞气或厚味肥胎。

（2）三禁：不宜发汗，不宜吐下，不宜利小便。

2.和心静息，防止七情刺激。

3.切忌房事，特别是妊初及末期的三个月。

4.身欲微劳，不宜贪睡。

5.注重卫生，慎避风寒，忌辛燥冷食。

6.定时就医检查胎情。

卷　六

产　后

一、名词浅释

（一）新产

指临产已毕，产后一月之内，胞宫正在复原之中。因去血过多，恶露未尽，多有气血两虚。

（二）恶露

正常分娩后，胞宫内流出的余血和浊液，就是恶露；多伴有下腹阵痛，一般3～4周内排尽，这是正常现象。逾期仍淋漓不净，名叫恶露不净。

（三）坐蓐

蓐是床上草垫。坐蓐是指妊妇临产时坐在准备好的软草床垫或球褥上生产，是临产护理预防疾病之法，也叫临蓐。另备一盆，以便浴洗产儿，俗名临盆。坐蓐的另一意义，是指产妇在产后一月内休息调养，又叫坐月子。

（四）产后（产褥期）

指妊娠结束，产后一月（小满月）至百日之内（大满月），恶露已尽，血化乳汁，气血渐形复原。

二、一般概念

新产妇人，亡血伤津，抗病力弱，易致各种病症。故诊治产后诸病，宜重三审：先审少腹痛否？以辨有无恶露；次审大便通否？以验津液盛衰；再审乳汁行否及饮食多寡，以察胃气强弱。也就是首重恶露是否已尽？其自行干净者，元气易复；其或有阻未尽，而致他病，或因他病而致凝阻，则病症多端，应辨虚实。实则瘀血凝滞，应以去瘀为主，佐以补虚。虚则去血过多，应以补虚为主，佐以去瘀。当恶露已尽，但见虚候，当须大补气血。但有元气大虚，而恶露未尽，则应既补中气，又通血脉。如此可使正气不脱，邪气不炽。

总之，产后调理，应分攻补两法。实宜攻，虚宜补，攻补兼施，应详加辨证。恶露已尽，凡有杂症，随病制宜。产后下焦阴虚，肝肾两伤，冲、任、督、带，多隶肝肾，用药宜温养固摄。毋重虚其虚，有碍复元。大凡产母元气强壮，受病易愈，产母元气素虚，受病难疗。

三、古籍记载

《产宝》:"产后无有余,此其常也。"

《丹溪心法》:"产后无得令虚,当大补气血为先,虽有杂证,从末治之。"

《金匮要论注略》:"产后虚羸不足,先因阴虚,后并阳虚。"

《济生产经》:"产后则扶虚消瘀,此其要也。"

《景岳全书·妇人规》:"凡产后气血俱去,诚多虚证;然有虚者,有不虚者,……但当随证随人,辨其虚实。"

四、前阴产伤各病

(一)胞衣不下(胎衣不下、歇衣、息胞、胎盘滞留)

胎儿正常娩出后,一般十分钟左右,胎衣即出;如半小时以上,胎衣仍不自动娩出,称为胞衣不下。如不及时排出,可引起大流血或虚脱。多由于寒凝恶露,元气过虚,动力损伤,或子死胎干等原因,使血入胎盘,胀大难下;或脐肠坠断,胎盘滞留,因而形成歇衣之患。可用人工治疗:即以产母头发尖入口刺喉,令其作呕,胎衣可以自出。也可采用补气行滞的方药协助。

按现代资料所知:脐带通常长约五十五厘米,胎盘直径约廿厘米。造成胎衣不下的缘故,约有三项:

1.胎盘或子宫有病，而致分离困难。

2.胎盘虽已分离，但子宫的收缩力弱，不能将胎盘挤下。

3.胎盘业已分离，而子宫收缩，形成一环，以致胎盘被阻不能下降。

此等情况，均需用手术方法取出之。

（二）恶露不尽（恶露不绝）

恶露在产后廿天左右，理应排泄尽净；推陈去腐，任其血液新生。反此，恶露淋漓，则称恶露不尽。由是败血内藏，为逆为痛。大致藏而不动的蓄瘀，是有形的少腹痛，又名儿枕痛（相当西医之后阵痛）。满而上逆的，是败血抢心而成血晕（晕痛）；或冲肺而成冒喘。

治法当消而下之，除其冲逆，散其结滞，这是攻实去瘀的大法。但也有体虚而恶露久延不净的。《胎产心法》分为：风冷搏血，内热动血，或脾虚不能摄血等三项，以补中兼行，或行中佐补酌治；另从脉证合参，用药调理。

（三）产后阴脱（阴挺、阴茄、阴菌、阴痔、阴癫）

产后阴中有物挺出子门、如茄如菌，名为阴挺，俗称落茄病。有由用力致伤，见于生产时则称盘肠产。见于产后，称为产肠不收（子肠不收。皆因中气下陷，气虚不摄，相当于西医的子宫脱垂及阴道壁膨出、或膀胱膨出等。）

治法宜补气升提并加利湿。外用五倍子煎洗；也可以香油外润下坠物，并以绢托使其缩入。应预防复发。

（四）产门垂物（肝瘘）

产门垂出一物，如手帕或线状，触之甚痛。此因胎前劳乏伤气，产后阴脱下坠。有说是肝瘘，即指筋瘘，如同阴瘘。

治疗同阴挺。或用绢兜起，使其缩入；或用姜渣薰熨，可自然缩上。

（五）产门不收（产门不闭）

产门不收，多因气血两虚，阴气失敛；或产伤用力太过，遂至不能收缩。或引起阴脱或下坠、垂物等患。

治法当用药补，举之敛之，如补中益气汤之类。产门肿者可加用当归和生甘草煎水外洗。

（六）胞破（脬伤、脬损）

脬与胞字相通，均指尿胞（膀胱）。胞破小便淋漓不断。多因手术误伤，应用药固补，如补中益气汤之类，或行手术补救。

（七）产后交肠

粪由小便而出，小肠失行常道。多因气血俱虚，或劳躁暴怒，偶有产伤所致。

治疗宜和中理气，先用六君子汤（《医学正传》：人参、炙草、茯苓、白术、半夏、陈皮、姜、枣。）二帖，继服五苓散（《伤寒论》：猪苓、泽泻、白术、茯苓、桂枝）。

（八）阴吹（阴吹病）

阴中出气作声，如同肛门矢气。若无所苦，则不为病。若吹之太喧，尤以变更体位时为著，兼有便结者，就称阴吹病。此系谷气内结，气窜前阴而作声，偶有因产伤所致。

治法宜辨别虚实，理气润肠。以上二病其因产伤者，可发生西医所谓屎瘘或尿瘘，均应手术治疗。

（九）阴冷（阴寒）

因寒气侵袭，少腹如扇，自觉阴中寒冷。其因风寒客于子脏，可致不孕，或变他症。

治法宜辨虚实，温肾散寒。也可用蛇床子煎汤温洗。

（十）阴疮（阴蚀、阴蛋、䘌疮、蚀疮）

外阴溃烂，形成脓血，痒痛坠胀，甚或小便淋漓，赤白带下。皆因血热毒凝生蛊，类似西医所称滴虫性或霉菌性阴道炎。

治法宜清热利湿、解毒杀虫。也可外用狼牙草煎汤洗之（狼牙汤《金匮要略》：狼牙三两以水四升，煮取半升，以绵缠紧如茧，浸汤沥阴中，日四遍）。

以上最后四种病症，不限产后，平时亦间有之。

五、产后蓐劳（蓐劳、产后失调、产后伤寒）

妊妇在临产坐蓐时，不慎失检所致的骨蒸痨热病症，名叫蓐劳。多见高热不退，阴部肿热，骨蒸日久，恶寒出汗，日见恶化。《金匮要略》所提妇人乳中虚，就是这类病症。其余包括：形羸烦热、渴汗、喘咳、晕厥、类痉、泻下、遗溺、肿胀、怔忡等；以虚必成痨，祸由此起。大致由于去血过多，劳伤太甚，产后一切失调，体弱致变；或月中因怒动火，因忧郁伤肝，渐成骨蒸痨热。总名为产后失调或产后贫血，与平常一般的外感发热迥然不同。

现代医学名产褥热，病起于产褥期十日以内，均因产道创伤而感染细菌所致；轻者为脓毒症，重者为败血症。这是临产中预防上应予重视的问题。治法见下的总以扶正去邪为主，主用：

1.竹皮大丸（《金匮要略》）：治烦热闷躁呕逆。

生竹茹　石膏各二分　桂枝　白薇各一分　甘草七分　研末，枣肉和丸如弹子大，每服一丸，日三次，夜一次。有热者倍白薇。烦喘者加柏子仁一分。

2.三物黄芩汤，又名《千金》三黄散（《金匮要略》）：治骨蒸心烦。

黄芩一两　苦参二两　干地黄四两　水煎温服。

3.小定风珠（《温病条辨》）：治热病耗阴。

阿胶二钱　生龟板六钱　淡菜三钱　生鸡子黄一个　童便一杯，先煎龟板，淡菜去渣，入阿胶烊化，再入鸡子黄，冲入童便。顿服。

六、新产后三大证（《金匮要略》）

（一）痉病（产后发痉、产后痉症）

新产血虚，多汗出，喜中风，故病痉。由于血虚汗出，腠理不密，汗出较多，筋脉失养，脊强因而成厥。汗出中风，筋脉拘急，引起痉病；所以说痉是筋病，即是筋脉失养，风入而痉。治风应先治血，补血益气，稍佐祛风。但应防辛窜药物，燥血伤津。

（二）郁冒（冒闷、产后郁冒）

新产亡血复汗，寒多，故病郁冒。由于出血耗气，反复出汗。阴亡阳虚，孤阳上越，不能卫外，头汗常出，亡血复汗，寒复郁之，以致头眩目瞀，发为郁冒；所以说郁冒是神病，即是阳孤则冒，寒郁成眩（脑缺血）。此与产后下血过多的血晕不同。治疗宜养血逐瘀。

（三）大便难（产后大便难）

新产亡津液，胃燥，故大便难。由于临产耗血伤津，胃肠失润，宿食不消，津亡液少，以致大便难；所以说便难是液（枯）病，即是津亡胃燥，液干便难。治宜润导。

以上三者，都是亡血伤津的病，说明产后正虚，易感外邪。当兼外感时，是为产后虚中实证，仍当以实治之。当治上不要犯中，治中不要犯下，认证真确，一击而罢。切忌辛热劫阴及风药升阳的弊病。

七、产后危急重证

（一）三脱（血脱、气脱、神脱）或四脱（加汗脱）

1.血脱（产后血崩）：产后暴崩不止为血脱。孤阳绝阴，因气虚不摄，可致虚脱。急则治标，应止崩补血。主用：

（1）荆芷治崩汤（《胎产心法》）：治血崩色鲜红者。

炒荆芥六分　白芷五分　当归四钱　川芎一钱　炮姜二分　炙甘草四分　枣煎服。

（2）加参生化汤（《傅青主女科》）：治血崩块痛者。

当归四钱　川芎二钱　桃仁十粒　炮姜四分　炙甘草五分　人参二钱　大枣二枚　水煎服。汗多渴甚者加麦冬。

（3）贞元饮（《景岳全书》）：治血海亏虚。

熟地八钱　当归四钱　炙甘草三钱　水煎服。气虚脉微加人参。肝肾阴虚加肉桂。

（4）当归补血汤（《兰室秘藏》）：治血虚身热。

当归二钱半　炙黄芪一两　水煎温服。

（5）外治法：治血晕不省人事者。

用铁器或石子烧红淬醋熏产妇鼻，使其苏醒。

2.气脱（产后气喘）：产后气短似喘叫气脱。因冲任伤败，荣血暴竭，孤阳将脱，卫气不运，肝肾不接，故气促似喘。治宜大补元气。主用：

（1）独参汤（《伤寒大全》）：治大失血者。

人参二两　水煎服。

身寒加附子，即参附汤（《正体类要》）：

人参一两　炮附子五钱　姜枣煎服。

（2）举元煎（《景岳全书》）：治气虚亡阳。

炙黄芪　人参各三~五钱　炒白术　炙甘草各一~二钱　升麻五~七分　水煎服。

虚寒者加：桂、附、千姜。

（3）大补回阳生化汤（《胎产心法》）：治产后危急及厥症。

"加参生化汤"内减当归、川芎半量。

3.神脱（产后妄言发狂、狂言谵语）：

产后真元涣散，妄言妄见叫神脱。因心肝脾三阴血少，神昏无依，孤阳无根，浮泛不敛，人事不清，晕冒倒仆。治宜补血安神。主用：

（1）宁神生化汤（《胎产心法》）治妄言妄见。

当归三钱　人参二钱　茯神　川芎　柏子仁各一钱　益智仁八分　陈皮三分　桃仁十粒　桂元肉五粒　炮姜　炙甘草各四分　大枣二枚　水煎服。

瘀血不散者合：失笑散（《和剂局方》）炒蒲黄　五灵脂等份煎服。

（2）八珍汤（《正体类要》四君合四物）加炮姜：治血虚妄言妄见。

（3）安神生化汤（《傅青主女科》）治痛块未除妄言妄见。

川芎　柏子仁各一钱　人参一~二钱　当归二~三钱　茯神二钱　桃仁十二粒　黑姜　炙甘草各四分　益智仁八分　陈皮三分　枣、水煎服。

4.汗脱（产后自汗、产后汗出不止）：产后大汗不收叫汗脱。因产后气虚，卫表不固，脾虚多湿，大汗淫溢、热蒸面惨、发湿瞳散，汗多亡阳，与神脱相同，皆为危症。亡血伤津后，多见此证。治宜补气敛汗。主用：

（1）芪附汤（《赤水玄珠集》）：主固阳。

炙黄芪　炮附子　各等份，每服四钱加生姜十片、水煎食前服。

（2）通用方（自拟方）：主实卫。

人参二钱　黄芪　生地　熟地　枣仁各三钱　五味子一钱　炙甘草五分　浮小麦四钱　姜枣煎服。

（二）三冲（产后三冲）　产后败血上冲危症

1.冲心：扰乱心神。状见歌哭笑骂，坐卧失常，预后极坏。急救用：

（1）花蕊石散（《和剂局方》）：治崩损出血。花蕊石煅研三~五钱　童便煎、温和醋一半服。加服独参汤。

（2）失笑散加郁金：治闷乱不狂者。

2.冲胃：胃失和降，饱闷呕恶，腹痛气急。预后五死五生。治用：

（1）平胃散〔见调经疗法（一）〕。

（2）五积散（《和剂局方》）：

白芷　陈皮　厚朴各六分　当归　川芎　芍药　茯苓　桔梗各八分　苍术　枳壳各七分　半夏　麻黄各四分　干姜　肉桂或桂枝　甘草各三分　姜葱煎服。

3.冲肺：肺失宣降，面赤呕逆，口鼻黑衄。预后十全一二。治用：

二味参苏饮、又名参苏煎（《伤寒保命集》）：

人参一两　苏木二两　水煎顿服。

甚者可加：芒硝少量。

【附】古人谓产后十八证

1.子死腹中。　　　　2.产难。

3.胞衣不下。　　　　4.血晕。

5.口干心闷。　　　　6.乍寒乍热。

7.虚肿。　　　　　　8.异见狂言。

9.闭目不语。　　　　10.腹疼泄泻。

11.遍身疼痛。　　　　12.血崩尿血。

13.腹胀呕吐。　　　　14.中风发痉。

15.口鼻黑衄。　　　　16.喉中喘急。

17.寒热心痛。　　　　18.余血奔心。

八、产后用方

（一）通用之方

1.生化汤（《傅青主女科》）：初产一二三日内，连服去瘀止痛。

当归八钱　川芎三钱　桃仁十四粒研　黑姜五分　炙甘草五分　用黄酒、童便各半煎服。

2.桂枝茯苓丸（《金匮要略》）：治恶露停滞、小腹胀满，胎盘残留、流产出血、胎死腹中、月经不顺及宿有癥病。

桂枝　茯苓　丹皮　桃仁　芍药　各等分研末、蜜丸如兔屎大，每日食前服一至三丸。

（二）调养用方

1.四物汤（《和剂局方》）：补血行气。

当归　生地各三钱　芍药二钱　川芎钱半　水煎服。

2.归脾汤（见调经疗法（一））。

3.当归芍药散（见胎前病症（二））。

（三）治死胎方

1.加味平胃散（《证治准绳》、即平胃散加芒硝《达生篇》）：治死胎不下及胎盘残留。

苍术二钱　炒厚朴　陈皮　炙甘草各一钱　芒硝三钱　水煎前四味，再加芒硝酒煎服。

2.桃仁承气汤（《伤寒论》）：治同上及月经困难。

桃仁五十枚　大黄四两　芒硝　甘草　桂枝各二两　水煎服。

九、简要验方

（一）产后血晕

1.《医方摘要》方：

人参一两　紫苏五钱　童便酒、水三合煎服。

2.《本草图经》方：

荆芥穗末　每服二钱，童便调服。

（二）晕绝晕狂

1.《丹溪心法》方：

韭菜切细、置瓶中、沃以热醋、熏鼻即醒。

2.《太平惠圣方》：治晕狂、亦治血冲。血竭研末，温酒或童便调服二钱。

3.《神农本草经》方：

五灵脂二两　半生半炒、共研末，白酒调服一钱。

（三）胎堕下血

1.《圣济总录》方：

小蓟　益母草各二两　水煎服。

2.《徐氏家藏方》：治血晕心气欲绝者。生夏枯草捣绞汁服一勺。

（四）恶露不尽

1.《王慎修方》：治子宫不收和下血不止。

伏龙肝　或百草霜　煎醋水同服。

2.《耆婆方》：

生姜一斤　蒲黄三两　水九升煎服三升、分三次服。

3.《杨氏产乳方》：治血冲心痛及恶露不尽。

炒云台子　当归　桂心　赤芍　等份研末，每次二钱酒调服。

（五）产后肠脱

1.《子母秘录》方：亦治产后腹痛。

羌活二两　酒煎服。

2.《斗门方》：

麻油五斤　炼熟以盆盛之，待温度适宜时，令妇坐盆中，饭久；先用炙皂角去皮研末，吹少许药入鼻，作嚏即止。

3.《袖珍方》：

枳壳　煎汤浸浴，良久自入。

（六）阴挺阴癞

1.《乾坤生意》方：

茄根烧存性研末，麻油调敷；或用纸卷筒将药安入子户，一日一换，可以收效。

2.《摘元方》：治阴癞硬如卵状。依据病在左或右边，取用穿山甲的左或右半边约五钱，炒黄研末，每服二钱酒下。

十、产后注意

1.观察恶露情况，满月后应作产后检查。

2.保持子户清洁。

3. 及时哺乳，保护乳头。不哺乳者应行回乳。

4. 早下床活动，但忌过劳。

5. 慎避风寒，忌服寒凉药食。

6. 禁止坐浴。

7. 宜防便秘。

8. 禁交合早，注意避孕。

9. 用药三禁：不可汗，不可下，不可利小便。

10. 恢复元气，注重营养。

卷 七

乳 病

一、名词浅释

（一）乳胀（乳汁分泌）

产后二至四日，乳房开始发胀发硬，并分泌乳汁，称为乳胀。这是自然现象。

（二）缺乳（乳汁不行）

产后乳汁甚少，称为缺乳。由于产后气虚血少，不按时哺乳，或休息不当有关。

（三）无乳（产后乳无汁）

产后完全无乳。多与血少气滞，营养缺少，或乳房发育不全有关。

（四）漏乳（乳汁自出、乳汁自涌）

产后乳汁、未经婴儿吮吸而自然流出，称为漏乳。多因乳胀过甚，劳动过度，气虚肝热，或气血旺盛有关。但因未能按时哺乳，乳汁自行外溢者，则非病态。

二、一般概念

古人认为乳头属肝经，乳房属胃经。而冲脉隶于肝、属于胃；任脉隶于肾。肝肾同源，冲、任相关，因而冲任与乳汁形成有其密切关系。

乳汁为气血所化，来源于脾胃，是饮食水谷的精华，升而为乳。一般乳汁的有无和多少，均与乳妇自身气血有关。产后脾胃气旺，则血旺而乳多；脾胃气衰，则血减而乳少。所以通乳汁应以脾胃化源为重。若气血充足，哺乳期内，乳胀行乳，定期哺乳，自然约束如常。但已到哺乳时而未及时吮出，以致乳汁自流，当不属病态；相反，乳胀自溢，兼有他症，当属乳病。应辨其虚实论治。

总之，乳病多主心肝脾胃。气虚血少，多致缺乳；心脾郁结，多见乳核、乳癌等证。

三、古籍记载

《傅青主女科》："乳头属足厥阴肝经，乳房属足阳明胃经。"

《景岳全书、妇人规》："妇人乳汁乃冲任气血所化，故下则为经，上则为乳。"

《女科经纶》："妇人以血用事，上为乳汁，下为月水，而血之所化，则本于脾胃，饮食之精微运行，而为乳、为经。"

《医暇厄言》："女子产育，哺养以乳。乳之体，居经络、气血之间也。……出于上（云门穴在乳上），入于下（期门穴在乳下），肺领气，肝藏血，乳正居于其间也。"

四、乳病证治

（一）乳汁不通

本证多因经络阻滞，治宜通络行滞。

实证可用《儒门事亲》外治法：用木梳梳乳二三十次，刺激局部以通乳。或用热水洗敷乳房亦可。

因气实而闭的，主用：

1.涌泉散（《卫生宝鉴》）：一般通乳。

王不留行　瞿麦　麦冬　煅龙骨　炒穿山甲各等分

研末，每服一钱酒调下。并饮猪蹄汤少许，加用木梳梳乳。

2.行气下乳汤（《胎产心法》）：治气血滞无乳者。

生地　当归　川芎各一钱　炒白术　茯苓各六分　香附子　陈皮　红花各五分　炮穿山甲三片　木香二分　水酒各半煎服。

3.猪蹄汤：治产妇气血不足，乳汁不下。

（1）猪蹄汤（《胎产心法》）：

八珍汤加炙黄芪、漏芦、陈皮、木通或天花粉，先煮猪蹄一对取汁煎药服之。

（2）猪蹄汤（《和剂局方》）：

通草_{五两}　猪蹄_{一个}　同煮汁饮。

（3）猪蹄汤（《景岳全书》）：

川芎_{一两}　通草_{二两}　甘草_{一钱}　炒穿山甲_{十四}_片　猪蹄_{一个}加葱、姜、食盐同煮取汁饮。

（二）乳泣（孕期乳汁自出）

妊妇未产而乳汁自下者，称为乳泣。多因气血两虚，可有生而不育。治法：

1.血虚需滋补：用猪蹄汤，或用十全大补汤（《和剂局方》）。

八珍汤（四君子汤加四物汤）　加黄芪_{三钱}　肉桂_{五分}。

2.气虚需养脾胃：主用四君子汤加当归、黄芪。

（三）乳汁自流（病态乳漏）

产后乳汁不经吮吸，自行流溢，终日滴漏不收，是病态乳漏。其因阳明不固者为虚，因血热或肝火者为实。治法：

1.补虚用十全大补汤（见上）。

2.泻实用逍遥散（见调经疗法（一））。

（四）乳蒸（蒸乳）

新产三日后，忽然发寒热，可伴乳胀，称为乳蒸。不治可自愈。或治以逍遥散去白术。

（五）乳发（乳内肿毒）

新产旬日，乳病陡发，来势甚急，肿大而坚，如瓢如瓮。多因狂焰热毒所生。治宜消毒清热、防腐防溃，可用润滑的生药敷贴、或艾水洗之。或用消毒饮（《胎产心法》）：

陈皮八分　甘草三分　蒲公英　紫花地丁各一钱二分　当归　炒白芍　赤芍　丹皮　地骨皮　天花粉各一钱　灯心五十寸　水煎服。

（六）乳悬（乳卸）

产后瘀血上攻，两乳伸长，细小如肠直垂下达少腹，且有剧痛，称为乳悬。治法：

1.急用佛手散、浓煎温服（见胎前医疗（四））。

2.或加外用法

（1）令产妇伏桌上，下置火炉，将川芎、当归各六两慢烧成烟，使产妇口鼻吸之。

（2）蓖麻子三粒　研末、涂头发顶心，可使悬乳缩上。

（七）乳妒（妒乳、妬乳）

新产儿出，尚未能吮乳，或无子吮乳，致蓄乳胀痛，发热口渴者，称为乳妒。宜挤出宿乳，或吮通之。不哺乳者，可行断乳法。主用麦芽煎（《医宗金鉴》）：炒麦芽三两　水煎作茶饮。或四物加麦芽煎服，可使消散。

又乳头小疮疱粒，发热微痒，搔之即出黄水，也叫乳妒。可以陈皮、甘草煎洗之。

（八）回乳（断乳）

乳母在哺乳期满后，或产后无子吮乳，以致乳汁积滞发胀，令人发热恶寒，胁痛饱闷，应行断乳者，即称断乳，俗称回乳。可用麦芽煎服消之。

（九）吹乳（乳痈）

因小儿吮乳时，鼻中风气吹入乳房以致肿痛，名为外吹。未产前即患寒热乳肿，俗指为胎儿在母腹中吹气所致，名为内吹，皆属不经之论。其实均由胃热毒蕴及血凝的疾患，并无内吹、外吹之分。另有乳房肿胀，发热发冷，乳汁不通者，名为乳痈，与吹乳同一原因。

1.外吹　除外用南星末调敷外，可服：

瓜蒌散（《证治准绳》）：瓜蒌一个打碎　乳香二钱用酒煮服。

2.内吹　可服橘叶散，又名橘叶瓜蒌散（《医宗金鉴》），亦可治外吹有乳结核肿痛者：柴胡　陈皮　川芎　炒山栀　青皮　瓜蒌　煅石膏　炒黄芩　连翘　甘草各一钱　橘叶廿片　水煎食远服。

（十）乳缩

乳头缩回乳房内，即为乳缩。此因肝经受寒，气敛不舒所致。治宜当归补血汤（见产后危急重症（一））加：干姜、肉桂、白芷、防风、木通等。

【附】乳痈、乳岩

在哺乳期间，乳房肿痛、内结稠脓、名为乳痈。多因肝胃热毒，气血壅滞所致。肿块穿溃、形成岩穴、血水淋漓、气结成核、名为乳岩。皆因脾肺郁结、血气亏损所致；或因吹乳不散，内成结核，或成软瘤、久积而成、故有"轻为妒乳，重为痈"之说。

乳癌初起，常被忽略。因结核而气郁于内，延久崩溃，外皮形成硬壳，里面化脓溢血。均为胆胃二经热毒壅滞所成。

【按：乳痈与西医的乳腺炎类似，乳岩与乳腺癌相同。】

治法：

1.消毒饮（见前）或瓜蒌贝母饮（《胎产心法》）：治

乳房结核燉肿。

瓜蒌实　土贝母　甘草节　水煎服。

2.已溃者：上方加忍冬一两煎服。或参后附乳病选方用之。但已溃时少用乳、没。

3.此症并非产后专症，宜商外科治疗。

五、乳病选方

1.通乳丹（《傅青主女科》）：治气血两虚乳汁不下。

人参　生黄芪各一两　当归二两　麦冬五钱　木通　桔梗各三分　猪蹄二个　同煎服。

2.王不留行散（《金匮要略》）：治一切乳肿痈毒。内服外敷均可。

王不留行　蒴藋（一名接骨草或陆英）　桑白皮　甘草各十分　川椒三分　黄芩　芍药　干姜　厚朴各二分　前三味药烧灰存性，共研末，每服方寸匕；或水煎服。

3.神效瓜蒌散又名四圣散（《寿世保元》）：治乳痈及一切痈疽。

瓜蒌一个　当归　生粉草各五钱　乳香　没药各二钱　酒煎服。

肝经血虚者加：四物汤、柴胡、升麻、白术、茯苓。

脾弱甚者加：四君子汤。

忧郁甚者加：归脾汤。

4.荆防败毒散（《摄生众妙方》）：治乳痈疮毒。

荆芥　防风　柴胡　前胡　茯苓各二钱　羌活　独活　川芎　枳壳　桔梗各二钱　人参　甘草各一钱　薄荷五分　生姜三片　水煎服。

六、简要验方

（一）《本草纲目》云：

青皮主散乳气，橘核主消乳核。蒲公英、皂角刺、土蜂房等主消乳毒。瓜蒌皮、丝瓜络主入络化热痰退肿。乳香、没药定痛，尖贝消脓。龟板、蟹爪主治癌肿。可参照用之。

（二）乳吹

1.《袖珍方》：

远志焙研　酒服二钱，以其渣敷乳病处。

2.《济急仙方》：

（1）粽箬烧灰　酒泡服二钱。

（2）牙皂去皮蜜炙为末，和以蛤粉，酒冲服一钱。

（三）乳妒

1.《李仲南永类方》：治乳房肿硬疼痛。

瓜蒌根研末一两　乳香一钱　温酒调服二钱。

2.《济众方》：治乳妒、乳汁不出。

蜂房烧研末　每服二钱，水一小盅煎至六分，去渣温服。

（四）乳汁不下

1.《汤液本草》：二母散：可以发乳。

知母　贝母　牡蛎　等份研末　猪蹄熬汤调服二钱。

2.《外台秘要》方：

京三棱三个　水二盏煎汁一盏，洗乳，取出乳汁为度。

3.小单方：

丝瓜烧存性研末，二三钱酒调服，覆被取汁即通。

（五）乳悬

《夏子益奇疾方》：当归　川芎各一斤　剉散，入石瓦器内用水浓煎，频服。再以药一半剉块，烧烟熏口鼻，吸入取效。

（六）乳痈乳癌

1.《丹溪心法》方：治乳岩初起。

青皮四钱　水煎服。

2.《小品方》：

败龟板一枚　烧研、酒服四钱。

3.《太平圣惠方》：

生益母草　研末、水调涂乳上，一宿再换药用。

七、乳病防护

1.临产前后、确保乳部卫生。

2.保持情志舒畅。

3.适当注意营养。

4.产后一日内务必开始哺乳。

5.乳汁过多，或乳儿未能吮净者，应设法挤净之。

6.乳头破裂时，应及时调护。

7.因故必须断乳者，应及时处理。

8.乳病要及时医治，用药不宜过攻。

卷 八

杂 病

一、杂病范围

妇人杂病通常指外感病以外的内科疾病。其所以不同于男子的内科病，主要是因为女子有月经会变生诸证的关系。本篇除不孕和前阴杂病已如前述外，只就热入血室、脏躁、咽哽、忿怒气逆，和癥瘕等症，分别述之。

二、一般概念

妇人杂病，本同于男子，以四时所感，六淫七情所伤，饮食房劳所患，都与男子相同。但由于妇女的经、带、胎、产，乃男子所无之证，由是变生各证甚多，所以妇女之病实倍于男子。加之旧俗积习，家务烦扰，抑郁多端，讳疾忌医等因，所以妇人杂病的治疗却数倍难于男子。

妇女以血为主，又为众阴所集，容易与湿相感。一般血盛气衰，本不易生病。一旦血衰气盛，则杂病易生。而妇人杂病的根本原因，可概括为虚损、积冷和结气。因之妇人杂病就涉及到月经的异常病证，情志方面的病变和感染性多发病等。但杂病证多，病因不一，必须分别细研，并应根据病人体质，病邪新久，在气在血，传变转归等情，因人而异，辨证施治，并宜气血兼顾，攻补并用，以确保恢复元气为主。

三、古籍记载

《内经·素问·骨空论》："任脉为病，男子内结七疝，女子带下瘕聚。

《难经·55难》："气之所积名曰积，……故积者，五脏所生。"

"气之所聚名曰聚，……故聚者，六腑所成也。"

《丹溪心法》："产后……当大补气血为先，虽有杂证，以末治之。"

《三因极一病证方论》："产蓐不善调护，内作七情，外感六淫，阴阳劳逸，饮食生冷，遂致营卫不输，新陈干忤，随经败浊，淋露凝滞，为癥为瘕。"

四、杂病述要

（一）热入血室（经行发热）

妇人伤寒发热，经水适来，热邪窜入胞宫；亦有因经水适断或产后，血室空虚，热邪内陷的，其证寒热如疟，昼日安静，夜间呓语，如见鬼神；甚或邪入肝经，谵语发狂；邪入胆经，血结于胸。治疗可针刺期门穴，以泻其实；或以柴胡四物汤（《医方集解》：即小柴胡汤《伤寒论》加四物汤二分）治之。或以四物汤去归、芍加：桃仁、泽兰、益母草、青蒿亦可。

（二）脏躁（脏燥、五志生火）

妇人无故悲伤欲泣，或喜怒无常，频发呵欠，称为脏躁。若发生在妊娠期，则称孕悲；发生在产后，即称产后脏躁。此因心伤血少，阴虚火乘而成燥。也就是五志（喜、怒、忧、思、恐）化火，情志失调的火证。有一说是子脏血虚，受风化热，所谓贫血的肝燥，日医称为血道；类似西医所谓癔病。治疗宜养心滋液，用甘以缓急法，主用：

甘麦大枣汤、或称甘草小麦大枣汤（《金匮要略》）：甘草三两　小麦一升　大枣十枚　水煎频服。

（三）咽中炙脔（咽哽、梅核气）

患者咽喉中如"有烤肉（炙脔）；或如有梅核梗塞，吞不下，吐不出的感觉；或兼胸闷呃逆等症；但无碍饮食。此症男女均有之，多因七情郁气，痰凝气阻所致。相当于西医的癔病或慢性咽炎。宜顺气药以降之，主用：

1.含生姜片可使病减。

2.韭汁、姜汁、牛乳和匀吞服。

3.噙化丸（《丹溪心法》）：

瓜蒌仁　青黛　杏仁　海蛤粉　桔梗　连翘　风化硝等份共研末，炼蜜入姜汁为丸，每噙化一丸。

4.半夏厚朴汤、又名七气汤（《金匮要略》）：

半夏一升　厚朴三两　茯苓四两　生姜五两　干苏叶二两水煎，分温四服，日三夜一服。

（四）忿怒气逆

忧忿郁结肝气，多成胸、腹、胁肋、膝胯间积痛；甚则痛处青紫、坚硬拒按；或兼头痛、呕逆、阻食等证。治宜和气理肝。主用：

解肝煎（《景岳全书》）：治暴怒伤肝、气逆胀满。

陈皮　半夏　厚朴　茯苓各钱半　苏叶　芍药各一钱　砂仁七分　煨姜三片　水煎服。

胁肋胀痛加：白芥子一钱。

胸膈气滞加：枳壳、香附、藿香等。

（五）癥瘕（癥积、瘕聚、积聚）

1.癥：指腹内硬块，有形可征，痛有定处，推之不动。癥者征也，病属血分。《难经》谓之为积，病在五脏。可分为：

（1）食癥：因伤食日渐成积，推而难动，经行愆期，饮食失调。

（2）血癥：因恶露瘀血成块，坚而难移，经水不调，脐下冷痛。

（3）石瘕：生于胞中，寒闭子门，恶血不泻，衃血凝聚，日益增大，状如怀孕，坚硬如石，月经闭止。此因气血俱病所致。

2.瘕：指腹内痞块，忽聚忽散，痛无定处，推之移动。瘕者假也，病属气分。《难经》谓之为聚，病在六腑。可分为：

（1）八瘕：生于胞宫子户，皆因胎产经行，气血不调所致。形成瘕聚，令人无子。均以形色命名如下：

①黄瘕：经行不利，淋露黄汁。

②青瘕：新产浴后，崩下青汁。

③燥瘕：经行胃热，心烦汗多。

④血瘕：经行感寒，腰腹急痛。

⑤脂瘕：新产胞伤，下血如膏。

⑥狐瘕：经行受惊，月闭溺难。

⑦蛇瘕：饮食中毒，腹长疬痛。

⑧鳖瘕：经行浴水，子户肿痛。

（2）疝：在脐旁左右筋起如弦，大如臂，小如指，且有急痛。是因气积而成。

（3）癖：僻隐两肋，冷则痛发。多因痰气所致。

（4）疝：少腹起块如山，时或移动，是因气聚坠痛。

（5）痞：积聚脘腹，气道壅滞，痞闷不通。多因痰、食、血相搏而成。

（6）肠覃：寒气客于肠外，癖而内着恶气，乃生瘜肉。初大如卵，状同怀孕，按之则坚，推之可动，月事仍以时下。这是气病而血不病。

【按：现代医学所称子宫外妊与本症及血癥者，均相类似，而癥瘕可包括西医名中的盆腔，卵巢和子宫炎性包块或肿瘤。如肠覃及石瘕有认为是现今的卵巢水肿和卵巢囊肿。】

王肯堂谓癥瘕并属血病。李时珍谓癥瘕积聚并起于气，因瘕属血病者，气聚而后血凝。其实积聚虽偏于气分，而血亦病。癥瘕、疝、癖虽偏于血分，而气亦病。无论有形无形，其为积滞不行，气虚不能运血，是相同的，但症候各不相同。按疝、癖、疝、痃与癥瘕相类，均系气滞血瘀所致。惟石瘕有迹硬化不消，可见瘕也有形质软硬的不同。

总之，积聚癥瘕痃癖，同为气病及血，皆痰湿食积死血所成，不过以动静分之，遂有阴阳气血脏腑所偏之异。可以说阴血阳气皆能成积，五脏六腑皆能成聚；见于腹中者病深，见于四肢经络者病浅。新病初在气分，久病必入络中。治疗之法：首分气血痰食所伤如何？再审脾肺心肝所属？大抵心肝主血，脾肺主气，偏阴偏阳之处，于此可分治之。应以调气，破血、消坚、豁痰为主。衰其大半而止，不可峻攻，免伤元气。扶脾胃以养正，积可自除。

【附】 盆腔炎及子宫附件炎的认识

（一）一般概念

盆腔炎是指盆腔腹膜的炎症，即小骨盆的全部及腔周围的局限性炎症，包括子宫、输卵管、卵巢，甚至膀胱、直肠等周围炎症。如炎症局限于输卵管和卵巢的外膜，则称为附件炎（子宫附件炎）。

古医籍中本证散见于瘕瘕、白淫、胞痹、闭癃、解㑊（疲痿之意）等证候中；尤指肾脉太过与带脉肝脉所主的妇人少腹痛、经、带等疾。多因经行产后，血室正开，胞脉空虚，体质衰弱，伤于风冷，外邪入侵所致。证见下腹疼痛，牵引全身，月经不调，带下增多，尿痛赤热，宫颈糜烂，局部肿疡，不孕或流产等。

（二）辨证论治

经带与肝脾肾有关。肝脾的虚实寒热，随证而定；惟肾无实证。大抵急性者患在肝经，有气与血两途，而分出肝阳肝阴各别的见象。慢性者咎在脾经，常兼痰湿积滞，偏于气分为多。

由气及血、由血及气的先后不一，而夹郁结瘀阻为一定的结局。其虚性者，病入至深，必兼内损。又痛属气滞或血瘀，均可发生内热烦灼、壅肿闷胀、疏泄不畅等征候。欲明寒热虚实，当于脉证合参定之。

总之，一般患者多为虚中夹实之例。治宜清热化瘀，去湿化结，扶正祛邪，随证施治。尤应注意产育和月经前后的卫生调护。

（三）选用成方

1.气分补虚方

（1）芎归补血汤（《万病回春》）：治经痛不匀，产后调理。

当归　川芎　地黄　白术　茯苓　陈皮　乌药　香附子　丹皮　干姜　益母草　甘草　姜枣　煎服。

（2）健脾丸（《和剂局方》）：治脾虚泻胀、消化不良。

人参　炒白术各二两　陈皮　炒麦芽　山楂炭各两半　枳实三两　神曲糊丸　米汤送下。

2.气分泻实方

（1）逍遥散（见前调经疗法（一））：治气郁不顺，心脾肝寒热复杂。

（2）龙胆泻肝汤（见前崩证治法（三））：治肝经实热，湿壅化热各症。

3.血分补虚方

（1）四物汤（见前产后用方（二））：治一切血虚，滋养神经。

（2）温经汤（见前调经疗法（四））：治凝瘀冷痛、月经不调，不妊等症。

4.血分泻实方

（1）下瘀血汤（《金匮要略》）：治干血着脐下剧痛、经闭结实、卵巢囊肿等。

大黄二两　桃仁二十枚　䗪虫二十枚　研末、炼蜜为四丸，以酒一升，煎一丸，取八合顿服。

（2）导赤散（《小儿药证直诀》）：治热淋、口疮、心小肠火。

生地　木通　竹叶（或用竹茹）　甘草梢　等分水煎服。

五、杂病用方

（一）积气用方

不换金正气散　又名藿香平胃散（《和剂局方》），治脾胃不和。本方即平胃散（见前）加藿香和半夏：

苍术　炒厚朴　陈皮　炙甘草　藿香　半夏　各等分为末，每服三钱加姜枣煎。

本方可再选加下列方剂灵活运用：

1.五苓散（《伤寒论》）：主利湿泻热。

猪苓　茯苓　白术十八铢　泽泻一两六铢半　桂枝半两　研末，每服三钱。

2.胃苓汤（《丹溪心法》）：主利湿消食。

五苓散加平胃散，可加麦芽、神曲。

3.小柴胡汤（《伤寒论》）：主半表半里证。

柴胡八两　半夏半升　人参　甘草　黄芩　生姜各三

两　大枣十二枚　水煎服。

4.藿香正气散（《和剂局方》）：主外感内伤。

藿香　紫苏　白芷　大腹皮　茯苓各三两　炒白术　陈皮　半夏曲　厚朴　桔梗各二两　甘草一两　每服五钱，姜枣煎。灵活合用此方时只取藿香、半夏曲两味药。

5.保和丸（《丹溪心法》）：主伤食伤饮。

山楂三两　炒神曲　茯苓　半夏各一两　陈皮　莱菔子　连翘各五钱　曲糊丸、麦芽汤下。

6.健脾丸（见盆腔炎用方）。

以上各方均包括在不换金正气散之内，灵活合用时，药味酌配不拘。

（二）积血用方

1.当归和血散（《脾胃论》）：治湿毒下血。

四物汤去芍药加：青皮　槐花　荆芥穗　白术各六分　升麻一钱　共研末，每服二三钱，米汤调下。

2.荆芥四物汤（《医通》）：治崩漏初起。

四物汤加：荆芥　条芩　香附各一钱　另方加：地榆、阿胶、艾叶炭。

（三）积水用方

1.蠲饮六神汤（《女科辑要》）：治上焦水。

菖蒲　胆南星　旋覆花　橘皮　茯苓　半夏　水

煎服。

2.茯苓六合汤(《医垒元戎》):治下焦水。

四物汤四两加:茯苓 泽泻各五钱 水煎服

3.大黄甘遂汤(《金匮要略》):治水血相结。

大黄四两 甘遂二两 阿胶二两 水煎服。

(四)肿瘤用方

1.乌金丸(卫生展览方):通治血痰、食气、闭阻、瘀痛、崩带、瘤癌痼疾。

乳香 没药 当归 百草霜各四两 巴豆炭五钱 共研末,作醋丸如豆大,每服二丸,四物汤送下。

2.肝脾消肿丸(新时方):通治肝脾郁气、积血、停水、蓄痰等实证。

贝母 青皮 丹皮 五灵脂 丹参 柴胡 红花 桃仁 当归 川芎 荜拨 白芍 郁金 川楝子打碎 延胡索 枳棋子(鸡巨子)。

(1)积气者去红花、五灵脂、丹参,酌加:

砂仁 小茴香 香附子 莱菔子 马鞭草 沉香 荔枝核 丝瓜络。

(2)积血者去青皮、柴胡、荜拨,酌加:

紫草 忍冬藤 蒲公英 南星 马料豆 龟板 血竭 田三七 鸡内金。

(3)积水者去芍药、丹皮、川楝子,酌加:

丑牛　赤苓　瓦楞子　石苇　车前子　稀莶草　赤
小豆　鲤鱼鳞_焙。

六、简要验方

（一）瘕块胀满、经闭、腹中怪胎《太平圣惠方》：

葛上亭长_{五枚}　糙米和炒，去翅足，研末，分作三
服，空心甘草水下。

如觉腹痛：以黑豆煎汤服之。

（二）瘕块肋胀欲死者《太平圣惠方》：

马鞭草根苗_{五斤}　剉细，水五斗煎至一斗，去渣熬
成膏；每服半匙，日二服。

（三）小肠疝气《纂要奇方》：

马鞭草一两，酒煎沸，以汤浴取汗。

七、杂病防护

1.确保胎前、产后及经期清洁卫生。

2.注重起居生活中的日常卫生。

3.保持情志舒畅。

4.节制房事。

5.劳逸结合。

6.有病及时就医。用药注意攻补兼施。

卷 九

女科药汇

女科常用中药计分十大类：

1. 破血——逐瘀　　　6. 补血——养阴

2. 活血——解郁　　　7. 益气——缓痛

3. 止血——涩漏　　　8. 安胎——固本

4. 凉血——清热　　　9. 催生——下胞

5. 温经——散寒　　　10. 通乳——疏络

共计列药一百九十味，可称女科中药汇编。分类列表于后：

第一类　破血——逐瘀

药　名	别　名	主要功效	常用量（克）	备　注
红　花		散血止痛	3～10	孕妇忌用
桃　仁		活血通经	9～12	孕妇忌用
泽　兰		利水消痛	9～12	
三　七	田　七	止血定痛	2～5	孕妇慎用
干　漆		通经逐瘀，杀虫止痛	3～5	药须烧透
茜　草	过山龙	逐瘀生新	6～10	
苏　木		和血化瘀，消肿止痛	3～6	孕妇忌用
瞿　麦	白　麦	利尿通淋	9～15	孕妇忌用
三　棱	荆三棱	破积祛瘀，行气止痛	4.5～10	孕妇忌用
莪　术	文　术	活血破瘀，行气止痛	3～10	孕妇忌用

续表

药　名	别　名	主要功效	常用量（克）	备　注
水　蛭	蚂　蝗	破血通瘀	1.5～5	孕妇忌用
虻　虫		破积消癥	1～3	孕妇忌用
大小蓟	刺儿菜	凉血止血，通乳消痈	10～15	
刘寄奴	乌藤菜	破瘀止血，通经镇痛	5～10	
鬼箭羽	卫　矛	通瘀镇痛，驱虫去结	2～9	孕妇忌用
马鞭草		活血去瘀，通经利水	4.5～9	孕妇慎用
韭菜汁		散瘀堕胎	5～10	孕妇忌用
凌霄花	紫　葳	破瘀泻热，通经利尿	4.5～9	孕妇忌用
山羊血		散瘀解毒，缓痛止血	1～4	
猴　枣	猴　丹	清热解毒，通经消痰	0.4～2	

第二类　活血——解郁

药　名	别　名	主要功效	常用量（克）	备　注
牛　膝		活血去瘀，利关节，排脓血	6～15	孕妇慎用
山楂炭		消食化积	10～15	
月季花		调经畅血	1.5～5	
山楂花		收敛止血	6～12	
鸡冠花		活血调经	6～12	
蒲公英	黄花地丁	清热利湿，催乳消核	12～30	
益母草	茺　蔚	调经止血，活血去瘀，利尿解毒	9～30	孕妇慎用
紫荆皮		活血通经，解毒消肿	6～12	孕妇忌用
土瓜根		清热利尿，破积止痛	0.1～1	孕妇忌用
木贼草		清肝明目，利湿消障	3～9	
夜明砂	天鼠尿	活血化瘀，散积明目	3～9	

续表

药　名	别　名	主要功效	常用量（克）	备　注
地鳖虫	䗪　虫	散瘀通乳，镇痛治伤	3～9	孕妇忌用
葶苈子		利肺通经，治风湿痹	4～9	孕妇忌用
无漏子	凤尾蕉	补虚通经，消痰止呃	3～9	
白芥子		温肺祛痰，走皮膜，化结液	3～10	
地锦	红茎草	活血祛风，利湿止痛	6～15	
蒲黄		活血消瘀，利尿止血	5～10	
望江南	羊角豆	消肿解毒，清肝治癌	6～10	
血竭	麒麟竭	消瘀止血，治伤疗疮	1～1.5	孕妇忌用
卷柏	万年青	凉血收敛，助长新生	4.5～9	
败酱草		清热解毒，排脓止痛	6～15	

第三类　止血——涩漏

药　名	别　名	主要功效	常用量（克）	备　注
槐花（炭）		凉血止血，治疮痈	6～10	
地榆（炭）		凉血敛血，解毒治瘘	10～15	
竹茹（炭）		除烦止呕，调血气，清脉络	6～10	
侧柏（炭）	侧柏叶	凉血涩血，清肺止咳	10～15	
白茅根		清热利尿，消瘀止血	9～30	
血余炭	人发炭	消瘀止血	3～6	
百草霜		止血消积	3～6	
花蕊石		止血化瘀	4.5～9	
马齿苋		清热解毒，止血利尿	30～60	
乌贼骨	海螵蛸	止血止带，制酸涩精	12～15	
棕榈（炭）	败棕灰	收敛止血，涩肠止崩	6～10	
木耳（炭）		凉血止血，止崩治痔	10～30	

续表

药　名	别　　名	主要功效	常用量（克）	备　注
棉子（炭）	木棉子	温肾补虚，止崩止带	6～12	
白　及		胶黏止血	5～15	
赤石脂		镇静堵塞	9～12	
芥穗炭	黑芥穗	止血去风，止崩消疮	5～9	
黄　蜡	蜂　蜡	凝血止痛	2～3	
伏龙肝	灶心土	镇静治崩	15～30	
椿根皮	椿樗皮	凉涩血管	6～9	
象　皮		止血敛疮，生肌活血	适　量	焙作外用
米　醋	醋	敛气散瘀，专治产晕	适　量	烧作嗅剂
蚕　茧	蚕　衣	止血治痛	3～9	
代赭石	赭　石	催生堕胎，镇逆治崩	9～30	孕妇慎用

第四类　凉血——清热

药　名	别　　名	主要功效	常用量（克）	备　注
丹　皮		消炎缓痉，散恶除坚	9～15	
栀　子	山栀子	消烦止血	6～15	
郁　金	玉　金	消热止痛，祛瘀解郁	6～9	
连翘壳		清血除烦，预防中风	6～15	
黄柏皮		泻热燥湿，通淋止带	10～15	
条　芩	子　芩	清泄肝热	6～15	
石　苇		清热利尿	6～12	
白藓皮		祛风燥湿，泄热解毒	6～15	
桑白皮	桑根白皮	降热治渴，利尿除喘	6～15	
木　通	通　草	下乳通经，导湿利尿	6～10	孕妇忌用

续表

药　名	别　名	主要功效	常用量（克）	备　注
硝　石	消　石	泻热软坚，通淋利尿	2～10	
柿饼霜	柿　霜	清热润燥，化痰止血	3～10	
石　燕		利窍去湿，通淋止带	3～10	
海　藻		消炎软坚，改血变质	9～15	
木槿皮		清热凉血，止带治癣	5～9	
茄树兜	茄　母	治阴挺，通血结	9～20	
红　藤	省　藤	祛风通络，消炎杀虫	10～30	
大　黄	川　军	活血祛瘀，通肠涤胃	3～12	醋制入血
柳　树		解热镇痛	4～30	用叶花皮

第五类　温经——散寒

药　名	别　名	主要功效	常用量（克）	备　注
艾　叶		温经散寒，安胎止血	3～8	
鹿角胶		温血壮阳	3～6	溶化兑服
当　归		温助血行，补血润肠	10～15	
川　芎	芎　藭	通调气血，祛风止痛	3～15	孕妇忌用
炮　姜	干姜炭	温经涩血，温中止痛	3～6	
吴茱萸	吴　萸	香苦健胃，镇痛祛寒	2～6	
白豆蔻		行气温中，化湿止呕	6～10	
山茱萸	枣　皮	敛精益气	5～9	
紫石英		温肝镇气	6～12	
肉桂心		通络利气，补血止痛	2～5	孕妇慎用
柴　胡		和肝宣气，透表升阳	10～20	
小茴香	茴香子	理气和胃，祛寒解痛	3～9	

续表

药　名	别　名	主要功效	常用量（克）	备　注
砂　仁	缩砂仁	温脾安胎，化湿利膈	2～10	
紫苏梗	苏　梗	通气散寒，安胎防腐	5～10	
蛇床子		补肾壮阳，杀虫止痒	3～10	
牛角腮	牛角胎	止血治崩	3～9	

第六类　补血——养阴

药　名	别　名	主要功效	常用量（克）	备　注
地　黄	生·熟地	养血滋阴，生凉熟温	9～20	
丹　参		活血调经，养血安神	10～15	
白　薇		治虚热，利阴气	5～10	
旱莲草		止血排脓，养肾乌发	15～30	
合欢皮		活血安神，明目续筋	9～15	
赤小豆芽		消肿解痛，消毒利尿	9～30	
鸡血藤		补血强筋，通经活络	9～30	
白　芍		清热凉血，祛瘀止痛	10～15	
阿　胶		滋阴益血	6～15	烊化兑服
紫　菀		化痰止咳，润喉下逆	6～10	
紫　参	石见穿	养血清毒，消癥止带	15～30	
玉　竹	尾参	养阴润肺，滋肾益胃	9～15	
玄　参	元参	养阴清热，解毒散结	9～15	
知　母		解热止渴，滋阴润燥	6～12	
木　瓜		酸敛益肝，舒筋活络	6～9	
冬瓜子	冬瓜仁	利尿养阴，清热排脓	9～30	
文　蛤	五倍子	敛肺止汗，涩肠止血	1.5～6	

第七类　益气——缓痛

药　名	别　名	主要功效	常用量（克）	备　注
甘　草		益气和中	2～9	
人　参		补气养津	2～15	
黄　芪	黄　耆	补气生肌	9～30	
山　药	淮　山	健脾补肺	9～30	
白　术		温中去湿	12～15	
茯　苓		补脾宁心，利尿渗湿	6～12	
芡　实		补益中气	9～15	
白　果	银　杏	收敛除湿，止带定喘	3～6	
仙鹤草	龙芽草	收敛止血，解毒杀虫	10～15	
楮　实		壮筋骨，消水肿，补肝肾	3～12	
佛　手	佛手柑	理气缓痛	3～10	
大腹皮	伏　毛	理气消肿，和中利膈	6～10	
白　芷		消肿镇痛，解郁透肌	10～12	
枳　壳		和气宽肠	3～10	
香附子		和肝解郁，调经止痛	5～10	
乌　药		理气散寒，消胀止痛	3～10	
没　药		消肿定痛，舒筋脉	6～10	
乳　香		托里生肌，活气血	6～10	
延胡索	玄　胡	利气去痛，消结调经	3～9	孕妇慎用
五灵脂		散瘀止痛	3～9	孕妇慎用
木兰花		和气养血，治鱼骨哽	3～10	
茉莉花		和血散结	2～4	
甘　松	香　松	理气止痛	2～5	
琥　珀	血　珀	散瘀止血，镇惊通淋	1～2	
络石藤		通络镇痛	6～10	
水芹茎		和气利水，通淋止带	适　量	
山　奈	三奈子	消食止痛	3～6	

第八类　安胎——固本

药　名	别　名	主要功效	常用量（克）	备　注
桑寄生		补肾安胎，补益气血	9～18	
龙眼肉	桂元肉	养血强心	9～12	
苎麻根		清热安胎，止血止带	6～15	
扁　豆	白扁豆	调中健胃，解毒化湿	9～18	
黑大豆	乌　豆	活血解毒，祛风利水	9～30	
紫苏兜		温固安胎，理气止痛	6～10	
复盆子		涩精缩溺，益肾治痿	9～15	
桑螵蛸		益肾固精	9～12	
杜　仲		补肾阳，强筋骨	9～15	
续　断	川　断	补肾安胎，续折伤，治乳少	9～15	
何首乌	首　乌	补肝肾，益精血	6～25	
紫河车	胎　盘	补肾养血，保胎元	1.5～3	
荷叶蒂	莲　蒂	和血安胎	4～10	
梅　梗	梅树梗	治久惯小产	3～5（条）	

第九类　催生——下胞

药　名	别　名	主要功效	常用量（克）	备　注
蛇　蜕	龙　衣	利肌膜	0.3～3	
龟　胶	龟（甲）板	滋阴补肾，止血破积	6～30	孕妇慎用
蟹　爪		破血堕胎，开交骨，治乳痈	100～250	孕妇忌用
麦　芽		消食回乳，消胎下胞	60～120	回乳者用
蝉　蜕	蝉　衣	消炎清热，去翳止痉	3～5	
地　龙	蚯　蚓	清热熄风，通络下行	5～15	
芒　硝		软坚涤荡，下胎	10～15	孕妇忌用

续表

药　名	别　名	主要功效	常用量（克）	备　注
鬼　臼	独脚莲	解毒祛瘀，下死胎	3～9	孕妇忌用
万年青子		清热解毒，利尿止血	3～9	孕妇忌用
凤仙子	急性子	催产通经，下骨哽	2～5	
云　母	云粉石	催生止崩，止血敛疮	9～15	
败荷叶		清热解毒，收敛止血	3～9	
柞木枝	柞木根	催产通络	6～10	孕妇忌用
芸台子	油菜子	断产绝孕	4～9	孕妇忌用
车前子		利水通淋，治产难	9～12	孕妇慎用
白　蜜	蜂蜜	滑润利窍	15～30	
冬葵子		滑润利窍	3～9	
麻　油		滑润利窍	适　量	
鸬鹚卵		坠胎	1～2（个）	孕妇忌用
蝼　蛄	土狗	通二便，治产难，出肉中刺	3～5	孕妇忌用
童　便	轮回酒	滋阴止血，降火消瘀	1～2（盏）	十二岁下男童尿

第十类　通乳——疏络

药　名	别　名	主要功效	常用量（克）	备　注
黄花菜	金针菜	营养胃络，发乳利尿	5～10	
笋　衣		发乳	适　量	
丝瓜络		通络消肿，通淋利乳	6～9	
鹿角霜		兴利升阳，助益气血	9～15	
落花生	花　生	营养增液	适　量	宜生用
贝　母		催乳散郁，化痰止咳	10～15	

续表

药　名	别　名	主要功效	常用量（克）	备　注
瓜蒌皮		利气润燥，清络化痰	12～15	
通　草	通脱木	甘淡清利，疏络催生	3～5	孕妇慎用
穿山甲	甲　片	通经下乳	4～10	
乳　藤	乳汁草	行乳消痈，通气益血	6～9	
王不留行	留行子	活血通经，催乳消痈	9～10	孕妇慎用
原蚕砂	晚蚕砂	通经化瘀，治乳吹症	5～10	

卷　十

证治总括

女科证治和内科一样，根据四诊八纲来辨证论治；并结合患者的年龄、体质、环境、起居、时令、性情及病因等，运用整体观念，决定对症治疗方法。

一、治疗总则——女科治则以滋血畅气为要

女科疾患，应以调血畅气为主要治法；除肾虚外，又应以肝（木）脾（土）为中心。用清法，不可过于苦泻寒凝；用温法，不宜偏于辛燥动火；行瘀当采和化顺利，注重通调。总的原则，要以养营活络及疏木培土、或泄木和胃，分别其要，以处理之。例如：养血是在冲、任、脾三经，和血是在厥阴、少阳两处经络所辖。正如王肯堂所说：天癸未行，少阳主事；天癸既行，厥阴主事；天癸已断，太阴主事。至于胎产各患，又须注意肝肾祖气生化之原。这是首重血分的意义。

但疏木与泄木、培土与和胃，各有不同。如何加以区分呢？在五行学说中，肝本属木，又分为甲、乙木（即甲胆阳在表、乙肝阴在里）；戊己土也分别有其阴（脾）阳（胃）表里的关系。

（一）土木阳分同时致病

倘甲木因郁生火，胆胃阳气因之燥动，失去正常下降的机能，也就是土木的阳分同时致病；所以病在阳分为实，即是病在胆胃。治法必须泄木和胃。方用左金丸（《丹溪心法》：黄连吴茱萸两味）之类；方中黄连泻心火，心是肝木之子，实则泻其子，使火不克金，金能制木以平肝；吴萸入肝引热下行为佐，即佐金以制木，因而名为左金丸，得以泄木和胃。

（二）土木阴分同时致病

对土虚木来的病机，就是乙木横阻而湿陷脾阴的情况，也就是土木的阴分同时致病；所以病在阴分为虚，即是病在肝脾。治法必须疏木培土。方用逍遥散之类；方用在木盛土衰的情况下，甘草白术和中补土以生金，即能平木；柴胡升阳、合芍药以平肝，达到疏木的目的，其他诸药利湿益土，疏逆和中，所以有逍遥散之名，以此方治木郁，而诸郁皆愈，是得到疏木培土之功效。

如此分出泄木和土用于实证；疏木培土用于虚证，分辨阴阳，深切体会，调气理血就无难事了。

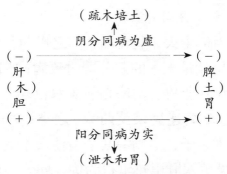

土木阴阳同病病机示意图

二、用药方法 —— 从脾、胃、肝、肾，气血论治

（一）调气血

病在血者，治血为主，必以调气为辅佐。如血寒宜温，血热宜清，血滞宜通，血瘀宜化，血虚宜补；同时应加入：理气、行气或补气各药。

病在气者，治气为先，又必以治血为辅佐。如气逆应降之顺之，气郁应开之行之，气乱应调理，气寒应温运，气热应清泄，气虚气陷需扶助升举；又必兼用和血、活血、补血之药。

以上是调理气血的一般原则。至于失血过多，脉微欲厥或脱者，又当急于固气收补，行急则救标之法。另外，处方中应免过于滋腻或耗散之药，以防滞气血或伤气血，临证应多注意。

（二）和脾胃

脾胃是后天生化之源，阳明为冲脉所隶。谷气盛则血海盈满，而经候如期，胎产自顺。用药常规总以预先照顾中州，以资坤厚载物的道理。培养化源，有病也易自愈。切忌滋腻及克伐，免伤中气，不可忽视。

（三）养肝血（疏肝气）

肝主藏血，性喜疏泄调通。肝畅气和，则血络流利，血海安宁。若忧郁忿怒而伤气，则木郁不达，每化为火；于是阳亢阴伤，对经、带、胎、产均多不利。故治疗上，重在平肝理气、疏络行瘀。例如：郁结者、疏之泄之；上逆者、抑之平之；阳气偏亢者、柔之缓之。总之，以使肝气冲和为要。

至于养血从阴，凉血从润，又涉及肾水为多。以木须水涵，滋肾制亢，是为肝肾双调、八脉兼顾的意思。其中也含有温和活用之法；应分清补为平剂，滋补为重剂，温补为变剂，使配合适宜。绝无峻补、填涩、呆板、滞气、胶血之理，必须防止阻塞机能或留邪遗患的弊病。

（四）补肾气

妇女的奇经、八脉和胞室，均系于肝肾，共属先天。必使肾气内充，肝血濡润，冲任通调，才不妨碍经脉、卵巢孕育所需的功能。当酌投温养及滋补两法，以纠其阴阳所偏。对阴阳并损者，应统筹兼顾。养肝滋肾，就是补益冲任之源；源盛则流自畅通，有病也就容易自愈。

三、辨证施治—— 从肝脾同病论治

张仲景治肝脾同病的要法，在于养血以和肝，运脾以舒气；不予燥湿劫阴之药，更不予苦寒戕伐生气的药。妇科病多涉及肝脏，病从内生，不比新感外邪的表证，故治疗宜着重内和，不当外泄，应予重视。

肝病瘀热积气，都属实证。但肝木夹下焦寒水之气乘于脾胃者，其证似实非实，非温中通阳不可，也就是培土抑木的治法。

虚中有实，补必兼通。朱丹溪用泄木安土的方法，平调肝胃，以求万全。

营虚木郁，脾胃受戕，治宜建中理脾，还须佐以泄浊之药。如系补阴，又必稍参清泻相火之药。古人所谓益阳和阴，就是这个办法。

大抵血虚引致木横，气血并郁，就会发生蕴热作痛。胃寒则引致土湿，而膀胱的阳气就失化。肝冷可致结瘕，而阻塞胞门。痰凝引起少腹板满。血凝脐下，每多成蛊。脉胳不通时，必痛连肢节、腰胁、胸、乳、少腹、肛门。心脾忧损导致胸塞气短。肝气夹瘀，必见内

热燔灼，抽刺结块等象。血风病者，由于血海上系心胞，发生阳亢神乱；风火上炎，形成上实下虚；病久不复，且涉及奇经八脉，一是虚阳未敛，一则阴液难充。法当养营活血以调经，理气和络以止痛，清热以除烦，散瘀以消块。

在理气活血时，必审阴阳，升阳顾阴，宜分上下；清热去寒时，应别温凉燥润，化瘀安营时，宜辨攻补缓急；这是女科辨证施治的大略。

由肝肾而治及脾胃的办法，就是养正而积自除的道理，也是通补奇经的彻底要法。正如古人所强调的：凡泻厥阴之实，必须兼顾阳明之虚。

泄肝和营，化瘀导积，利水杀虫以及缓痛等，都是实证的疗法。补肝肾、镇冲脉、安心脏、健脾胃、摄气固脱、滋阴培元，都是内损的疗法。

肝家各病，以清、化、补、养四法为主要。镇静是为阳越的专施法则。而入络搜邪，又是舒筋散瘀的调护方法。

凡有瘀血之人，阴分先伤，其气必逆，其热渐高，甚至发厥，肝脉独大，此因积留不散，宜和血行瘀，可兼降气，而不可泄散其本元真气，宜加注意。

四、证治总要——经、带、胎、产的疗法总括

女科常见病经、带、胎、产的常用疗法，可总括如下，一般用药不外：

热者清之：用黄芩、黄连、知母、黄柏、丹皮之类。

寒者温之：用艾叶、附子、干姜、肉桂之类。

虚者补之：用人参、黄芪、当归、白术之类。

实者泻之：用芒硝、大黄、桃仁、泽泻之类。

气滞而痛者：用川芎、香附、元胡、青皮之类。

宜固涩者：用龙骨、牡蛎、赤石脂、棕榈灰、、侧柏炭、乌贼骨之类。

宜燥湿化痰者：用茯苓、苍术、贯众、厚朴、陈皮之类。

宜破瘀者：用红花、茜草、牛膝、五灵脂、乳香、没药之类。

宜升举者：用升麻、柴胡、羌活、防风之类。

（一）调经

妇女气血不调，则生经病。故培养生化之源，使气旺而血自行，是通调月经的根本办法。经病有不通者，有不调者。不通不调中，有兼疼痛者，有兼发热者，如此可分为四种情况。不调之中，又有超前和退后者；不通之中，又有血枯及血滞者；疼痛之中，又有时常作痛、与经前或经后作痛者；发热之中，又有外感者或内伤者。是四种情况又当分为八种类型，应当审证论治。但一般用方：虚者可用归脾汤或人参养营汤；实者用四物汤或平胃散；因郁当调气者，用逍遥散或越鞠丸。如此随证加减，临机应变，待用无遗。而温经汤可通用于经闭、崩漏，老少咸宜，以其方刚柔寒热并用，阴阳虚实均可治之。但经闭似痨之证，宜清降火热之郁于内，兼行导泄痰浊，舒展气机，能解百厄，以气化则治节自行，升降自然自利；应予注意者：经闭不宜多用猛窜之药。

（二）崩漏

崩漏多因内脏损伤。漏缓崩急，各有寒热不同。治崩宜理气降火，治漏宜养气制火，统宜补涩兼凉，急则治标，缓则治本。但不可过用寒凉、辛温等药。一般用药如下：

热者用：三黄、焦山栀、竹茹炭等合四物汤。

寒者用：艾炭、地榆、蒲黄、姜炭等合四物汤。

郁兼瘀者用：丹栀逍遥散加蒲黄、川芎、伏龙肝、郁金、黄芪、百草霜等。

月经过多者加：赤石脂、补骨脂。

（三）带下

古称带下为带脉病。而心脾肝肾所伤，皆能致病。本多由下元亏损，症属湿浊无疑。总其治法：脾肾亏者从虚治，郁久化热从实治。阳虚气陷者宜补脾舒肝，补中益气汤可用。虚中夹实者、应清利湿热，逍遥散、完带汤、易黄汤等均可用之，以清除湿热为度。

（四）不孕

妇女不孕、多因月经不调或气血不足有关。故治疗应以扶脾畅肝、调养冲任为主。有病不孕，先去病根，以调经事。无病不孕，调理气血。血虚者宜养血滋肝，方用四物汤或归脾汤之类。寒冷者酌加：艾叶、鹿胶、阿胶、山茱萸、香附子、白薇等药。气滞者宜疏畅宣通，方用丹栀逍遥散或柴胡汤之类。热郁者酌加：桑枝、益母草、远志、生地、茯苓、石苇、卷柏、牛膝等药。

总之从阳分对心肺脾上中二焦补气，从阴分对肝肾冲任助血为宜。此外应注意男性有无不孕的因素。

五、妊娠

怀孕应多讲究营养卫生，研究优生和胎教之法。故妊娠首重养胎，不必专恃药物。凡因病致胎不安者，首调其病，病退则胎自安。专因胎气不和而生他病者，则养血为本，去病为辅以安之。大约清热养血，调气和胎，理脾疏郁，以达调匀发育的机能，而择用安胎各药：

寒者用：紫苏兜、砂仁、白豆蔻等。

热者用：条芩、竹茹。

虚者用：杜仲、续断、桑寄生。

寒滞者用：枳壳、厚朴。

固胎用：苎麻根、白术、扁豆皮。

胎动漏血用：胶艾四物汤加人参、地榆，或补中益气汤。

但胎前用药的三禁三忌，不可忽略，以免伤津燥血、及损伤胃肾。其他注意事项如下。

（一）预防早产及保胎

可服保产无忧散。

（二）临产催生，只宜补气血

可用佛手散或催产万全汤；兼用龟板、贝母、云母石等，另加鲜鸡蛋调食盐少许煎服。气虚甚者应用独参汤。而临产三字诀（睡、忍、慢）是促使自然易产的动力，临产必须注意。

（三）坠胎

胎动不安常为小产先兆，应根据其原因以安胎。而治胎坠不应用补涩，只养血清燥而血自宁。治难产当少用攻下，只养血滑胎，而转安易育；应护其冲任，切忌滞阻或伤中气，不可忽视。

（四）胎前杂症

胎前染症，总由胎气致之，应各探其源，而救其弊，总不离清热养血，去邪安胎的治则。但恶阻呕吐，多因痰水积留，治以干姜人参半夏丸等，使温通和胃，是恐眙元无以发育，不使阴胜于阳，故多用温剂。

（五）死胎

死胎不下，用药以兼顾阴气为宜。治法应分热冷两途：因热胎死，多以行血顺气化瘀，胎腐而出。因冷胎死，必使胎温血消，死胎自出。但切不可用巴豆、麝香伤人。

六、产后

一般说法：产后无有余。故应注意摄生，多方避免七情六淫之害。先以大补气血为主。其余杂病，视其所偏而调之。例如：

理气逐瘀：应以去邪补虚并进。

六淫外感：切忌大汗亡阳。

饮食以伤：不宜过于消导。

产后血晕：除用热酷熏鼻外，可用独参汤、当归补血汤或十全大补汤等。

产后失调所致蓐痨（产褥热）：忌用生化汤。溽暑时更宜注意。但用梨汁或甘蔗汁可以收效。

新产三病（痉、郁冒、大便难）：均兼外感，是产后虚中实证，仍当以实治之。切忌用辛热及升阳药物。

七、乳病

乳汁为气血所化，故乳汁的多少均与乳妇自身气血有密切关系。而乳病多主心肝脾胃，心脾郁结，多见乳核、乳癌等症。

（一）血虚乳少

专赖滋补，应大补气血，舒肝散邪、健运胃为治，主用猪蹄汤，可加丝瓜络、赤小豆、王不留行等。因气实而闭者，可用涌泉散或行气下乳汤。

（二）乳汁过多欲退者

单服麦芽一味即可回乳。

（三）乳痈初起

先用表散、疏肝、清胃热为治，或加外治如：蒲公英、马齿苋、瓜蒌、蟹爪等取汁外敷。若脓成或溃者，必用托里排脓，应商外科合治。

八、杂病

妇科杂病，基本同于男子，但因女子有经带胎产而倍加复杂。概括其原因为虚损、积冷、结气三者，总因血衰气盛，杂病繁生。治疗应注意攻补兼施，用药宜温养固摄，扶其元气为主。应注意常见杂病的防治：

（一）阴挺下脱（子宫脱垂）

多因中气下陷，气虚不摄；治宜补气提升。其因湿热下注者，则应化湿清热。并可外用五倍子煎洗。

（二）脏燥（癔病）

多因心营虚损，情志失调，一说是子脏血虚，受风化热所致。治宜养心滋液，主用甘麦大枣汤。

（三）咽中炙脔（梅核气）

多因七情或外感寒凝痰结所成，有偏寒偏热之别。治宜散寒清热、顺气化痰；可用半夏厚朴汤及噙化丸治之。

（四）癥瘕（积聚）

癥瘕积聚疝癖，同为气病及血；皆痰湿、食积、死血所成。癥属有形有质，积留定处；瘕属无形有质，聚散无时。大抵心肝主血，脾肺主气，可于此分治；治癥应破积消瘀；治瘕宜行气和中。两者均宜攻补合用，或先攻后补，衰其大半而止，免伤元气。总之扶脾胃以养正，积可自除。

（五）盆腔炎（含附件炎）

此病与经、带、癥、瘕、胞痹、解㑊等有关。急性者患在肝，慢性者患及脾，兼有痰湿积滞。证偏气分，并及血分；多为虚中夹实之证。治宜清热化瘀、去湿化结、扶正却邪，随证施治。

（六）癌瘤（子宫瘤及宫颈癌）

此症大致属于癥瘕、带下、崩漏的一部分病。易见于多产妇女。初期常无显著症状，只觉月经不调，经常白带逐月增多，或有痛经等患而已，易被忽视。其成因与冲任和肝脾有关；瘀血恶化，留积胞中，故成恶性肿瘤瘤疾。应争取早期诊断和治疗，以化血气、除败毒、消炎肿、培元气为主，亦可用外治坐药辅之。

总之，妇人特有的病，主要是子宫或其附属器官及骨盆腔腹膜所生的。如月经异常、带下、非时的子宫出血、子宫周围炎、子宫发育不全，以及其他器质或功能性疾患。在许多病种中，都应归咎于瘀血和水毒两项。对于瘀多的，就有偏向恶液性体质的发展；对于水毒肿胀显著的，就防走向真性癌变的可能。治疗上大多数应以化血排水毒为主，经常注意预防为主，防治结合的问题。

　　尝考中医的目的，不仅在认病归科的治疗，而以改善人的体质为主旨，故医者当以断明病体虚实为要务；而中药能发挥出补偏救弊的转调作用，是有其意外良好的效力的。女科之病、实较男子者多而杂，更应引起临床医者的重视和研究。

医案余笺

《医案余笺》序

昔王士雄氏序《洄溪医案》谓："余读之，如获鸿宝，虽秘本，而方药不甚详。然其穿穴膏肓，神施鬼设之技，足以垂医鉴而活苍生。"今读郑守谦先生《医案余笺》一书，深有同感。

郑老本长沙郑氏医门第七代，自幼随父学医，并曾先后在长沙明道中医学校、湖南国医专科学校任教，桃李满湖湘。自一九五五年奉调北京中医研究院从事妇科医疗、教学与研究工作，为全国著名中医之一。余自抗战胜利后，与郑老过从颇密，麈谈《内》《难》；其后，组织中医学会，风义更重。回顾首都数晤，云树瞻依；不幸郑老于一九六九年病故，医坛痛失良师！

令嗣郑君兆炽，原系西医内科专家。由于家学渊源，热爱中医，复经郑老传授，中西精进，勤于整理祖传医藉。郑老操医业六十余年，积累临证之精华，总结丰富之经验，汇集珍藏《医案余笺》遗稿，方药皆备，类编成册。包括内、外、妇、儿科常见病中疑难杂症，凡所治验，剖析翔实，独具心裁，启迪后学，有继往开来之功，极探骊取珠之妙，足以垂医鉴而活苍生。郑君继承父志，自武汉来书索序，谨记其实以叙之。

丙寅一月黄梅李聪甫　时年八十有一

刘　序

　　长沙郑守谦先生，其哲嗣曦炎兄，为余幼时窗友，彼此至为投契。因知守谦世伯为国医圣手，享誉当时。

　　及长，余乃开始认识中医在医疗上之独特功能与成就。多年痼疾，经中医治愈者，比比皆是，而余并为亲受其惠者。于是，乃乘暇研读中医典籍与有关文献。从知中医有其一贯之理论体系，有其观察证候之原则，有其用药、处方之标准。其特别强调之「辨证论治」，对不同之症状，纵虽西医认为同属一病，但中医仍因其不同之体质与不同之证状，而施予不同之诊治，疗效往往如响斯应，有其难以言传者。

　　唯是，辨证难，论治尤属不易。名医之所以与众不同，端在熟谙传统之医理，兼富湛深之临床经验，用能论断准，用药当，而具着手回春之妙。

　　守谦先生以医道名于当世，其精研歧黄，具独擅之功，固属实至名归；然其于诊疗实务中，能汲取并归纳经验，藉七世医传之家学，再予弘扬光大，尤为得居中医界巨擘之主因。非偶然也。

　　守谦先生一生，著作极丰。在医学经典方面，有《金匮正读》《金匮内容简表》《伤寒三函》《伤寒六经简表》；在中医基础方面，有《医课初基》《药性类篡》《国药体用笺》《脉学辑讲》《八一方解》《众信方》《方药举隅》；在临床经验方面，有《内科杂病综古》《古医明鉴》《医案新编》《崩漏病四十例》。凡此无不显示守谦先生于医学用力之勤，体验之深，非凡医辈之所可及也。

曦焱兄迩近检点守谦世伯手泽，见尚有《医案余笺》一稿，未曾问世。此稿出自守谦先生历年累积之医案，从中亲自摘录者。包括内、妇、儿、外等科临证之心得。原始医案，早因动乱散失殆尽，不可复得。曦焱兄爱乃就此「余笺」手稿，重予整理，使各案仍能脉络分明，自成一完备之临床文献。后学者足资取法，而钻研中医学问之人，亦可视作研究之借镜，效益殊多。曦焱兄为习西医而有成者，亲任整理此一中医医案之劳，谓为兼具中西医治学之精神，要不为过。整理既毕，曦焱兄以之付梓，从兹守谦先生隐而未彰之遗著，得与问世之作，相并流传。在曦焱兄既见其孝思不匮，显潜德之幽光，而守谦世伯则一生行医治学之心血，亦因而火尽薪传，无所遗缺矣！

岁次庚午年五月　刘师诚序

自序

　　从六十余年医学实践中，摘出少数经验病例及偶得秘方等，分为内、儿、妇、外四科，编为《医案余笺》一册。对古今贤哲说来，自不免东施效颦之诮，《北梦琐言》之嫌！然此系本诸同学嗜痂之意，欣然道之而笔述者。不偏朝代派别，不择医理新旧，不分贫富悬殊，不拘人我观念；谨将所学所知、所闻所见，所疑所信，所获所需，凡余心所能忆及而可资研究者，随笔写出，以供同道参考。有呼为多事不堪藏拙者，余辄喏之；以是为序。

郑守谦

乙巳年春（一九六六年三月）于北京

第一章　内科

1. 中风

韩翁八十岁，突然晕倒，目瞑语塞，口舌干枯，便溺均阻，脉弦兼涩。群医用小续命汤，试投半帖，服后病加；始信辛燥助虐，不顾本源，非其治也。余急用祛风至宝丹去细辛，三服好转，再为减方中汗下各品，合四君子汤加枣仁、远志，三十余帖，病体康复；此乃喻嘉言所称中风专方所显效力。

祛风至宝丹（沈金鳌方）：

四物汤　入滑石、石膏、黄芩、黄连、栀子、连翘、大黄、芒硝、黄柏、薄荷、防风、桔梗、羌活、独活、麻黄、荆芥、白术、全蝎、天麻、细辛、甘草、姜、葱。

【附】通治方——上池饮：

四君汤　入乌药、白芍、川芎、当归、生地、熟地、南星、半夏、羌活、防风、陈皮、天麻、牛膝、红花、黄芩、黄柏、枣仁、上桂。语塞再加竹沥、菖蒲。

2. 顶强、类中

钳工石某，四十八岁。因肘力过劳，渐患左颈胛筋挛不可转侧，常觉气脉流窜，从足至脊作痛，按之无形；针药已施十余年，近来午后更甚，几至僵仆。脉象

147

沉缓带弦；因仿许学士肝肾风虚法治之，果然应验。

处方：木瓜、白芷、羌活、藁本、秦艽、生地、菊花、皂刺、蔓荆子、豨莶草、艾绒（艾伴茯苓同研便于和丸）、青盐，蒸熟捣丸梧子大，日三服，每次3钱。

【附】通治方——瘫痪荣花散：

鳖甲、鹿茸、乳香、没药、合欢根皮，研末黄酒下。

〔按〕真中风是外风阳邪实证，风从火化而归上。可分：

（1）中经：外现六经证，主小续命汤加减以"汗"之。

（2）中腑：病在表，每兼脏证，手足不随；主三化汤或防风通圣散以"下"之。

（3）中脏：病在里，多滞九窍，卒倒不省人事，便溺阻隔，急防阳脱；主三生饮加人参、姜汁以"开"之。

（4）中血脉：病在半表半里，外无经证，痰壅瘫麻，偏枯及左（血虚则火逆）或右（气虚则痰生）；治以润燥养血通阳三法，二陈汤加竹沥、姜汁，或大秦艽汤、羌活愈风汤、补血养筋。若脾虚四肢不举，十全大补汤，可凑去邪扶正之功。

类中风是内风阴邪虚证，寒从水化而归下，多痰多热，真阴亏损，气道壅塞，猝然僵仆，或半身不遂，皆因内虚风动。治法当清热顺气开痰，以救其标；然后治本，阴虚宜益血，阳虚宜益气。大致可以二陈汤为主，兼治其血，如合四物汤，酌加缓肝熄风滋肾各药，风即自除。至虚之人，可运用补中益气汤、十全大补等方，略加熄风化痰之药为治。

总之，中风之邪，肝肺居多。盖由皮毛虚而受者先客于肺，邪盛则气必逆，而为痰壅昏倒之状；其内由肝木风气相感而成者，则筋缓不荣，所以常见拘挛瘫痪之状。治风之法，初得即当顺气，日久便须活血；就是治痰先治气、治风先治血的道理。

3. 癫厥

傅妪，于夜梦中墙地震醒而癫；但愿摒人独处，闭目求安。渐至膈食吐沫，凡坐起登圊盥浴，即息促而气难接续，面赤如丹。服破散气血，调和肝胃，清火安神，镇惊化痰等药无效。余为仿喻嘉言治厥癫疾法，投十余帖病愈。

处方：茯苓、龙胆草、竹茹、黄连、赭石、旋覆花、木瓜、丹皮、赤芍、龙骨、牡蛎、南星、铁落，煎成后加兑生鲜猪胆汁一枚，搅匀服。

4. 偏正头风

黄某狂士，常云有药无医，遇病可以清养自痊，切勿盲诊自误。俄感偏风头左劈痛，屡欲投江，家属扶其请诊。余以蔓荆、菊花叶各4两，夏枯草半觔，浓煎强饮，一寐而安；人皆视为枕秘。且余于同样患者，常用仙传冲和膏，治愈多人，医无成见，可研究之。

仙传冲和资：原治诸疮肿毒、寒热不明者，并及喉痹、女人经痛闭经。

紫荆皮、独活、赤芍、白芷、菖蒲、乳香，调酒温服；调葱汁外敷，或加陈茶叶、姜虫。

【附】通治方：

甘菊、石膏、僵蚕、川芎、研末，清茶调下。

又治风虚头痛如破者：杏仁去皮尖，晒研水浸滤汁，煎如麻腐状，和粥食之，七日后大汗出而显效。

外用药：

头痛外贴饼：五倍子、全蝎、土狗各七个，研醋作饼，炙热帖两太阳穴。喝浓茶一大碗，睡觉后可解痛。

象牙散（嗅鼻）：象牙屑、皂角、白芥子，研细嗅鼻孔间，三、五次除痰通气。

5. 眉角风

龙姓少年，患左眉角连发额木痛一块，连年不愈，色渐青黑，诊脉沉微。拟云凡用外敷药更甚，灸亦无功。乃投升阳温散各药而愈，患处消失无迹。

处方：炮附子、香附子、白附子、刺蒺藜、紫竹根、露泥蜂房、羌活、藁本、细辛、川芎、当归、防风、全蝎尾。

6. 尸厥

张女校长，年三十余。于暑期奔走建校事务略烦，途中急雨驰归后，一昼遂绝，而暴卒如此，竟未省得病源也。不久又有胡姓女，某日忽然仆地而瘖，急症求诊。脉得沉伏，口噤不咽，一时难于用药，急令伏身床边，垂首向下，用鹅毛管蘸桐油启齿，探入喉中，引吐涎沫，而手足知动矣；探至三、四口，再使针法开窍，旋进枳、橘、苓、蔻、竹沥、霞天曲、神曲等，徐饮渐安。此肝气犯胃，痰食塞闭，汤药不易下喉之尸厥危证，多因暴怒壅逆得之。最后详询，实有其事云。

【附】治风痰气塞卒倒方：

西瓜蒂为末，每一、二钱，腻粉1钱，调水徐灌出涎即愈。涎不出者，含沙糖一块下咽即通。

（又）来苏膏：可治风痰迷厥（见后41．心神迷恍病案）。

7. 发热不退：仍系湿温

深秋暑退由旱燥转入新凉。一室女患发热不退，午后温度渐高，次日天明始退，口苦不食，胸腹闷胀，头目不清，面赤苔腻，渴不思饮，脉见濡数不匀。用中西药合治，始终如故，更用甘温除热之剂，则见牙衄鼻血。群疑未释，共商于余，继乃侦知此女家住果园中，住院以来，日食鲜果不辍，昼夜咀嚼，甚至废食忘餐，因致蕴湿成蒸也。遂进宽脾散合三仁汤六帖而愈，亦可资研究耳。

宽脾饮（《证治准绳》）：治小儿久病余热不退者。

四君子汤，加川芎，去甘草。

三仁汤（《温病条辨》）：杏仁、白蔻仁、生苡仁、厚朴、半夏、滑石、通草、竹叶。

再加苍术、桔梗、楂肉、大腹皮、茜草、水果皮（焙引）。

〔按〕湿在上焦，发汗解表，此疏泄也。在中焦，宽中顺气，通畅脾胃，此渗泄也。在下焦，利小便不令水气上行，此开导也。常用药中：茯苓淡渗以行湿，泽泻甘咸以利水，防风辛散以胜湿，车前、滑石、山栀、黄连清热以逐湿，白术、苡仁、藿香以化湿，苍术、汉防己以燥湿。若湿从热化者，又当酌用清凉矣。大凡尿清者宜温，尿黄涩则宜清导，但忌枯燥寒腻两物云。

8．外感风寒，内伤饮食

某富翁，年高体弱，易感风寒，暑湿、停饮及伤食各证，内外复杂，众恙纠缠，又偏于议补留滞，而不从消化建运、透邪利气用药。日久邪陷，病势不明，外如伤寒，内似疟痢，风劳鼓膈，错出无端。治遍中西，愈疗愈杂，痛苦频增，遂坚决静养，摒弃医药，强度半年，仍拟求中药为助。余因晓其家人，令日备升降消补并宜之剂作丸，每分早晚各进一二钱常服不断，如法施行，再半年而得康复，病翁喜云：如此特效补丸，何以无缘早进，牵累老夫，一至如此。处方如下：

保和丸（《丹溪心法》）：山楂、神曲、半夏、茯苓、陈皮、连翘、莱菔子。

小保和丸，即保和丸去半夏、莱菔、连翘，加白术、白芍。

大安丸，即前两保和丸加人参、苍术。

余用上方，再加肉桂、沉香、白蔻、琥珀、枣仁、木香、远志肉和丸。

9. 结胸证

余友贺君，伤寒十余日，心下痞硬，进大陷胸汤不愈。时姓老师，善用古方，为其改用寒热补泻复方，夹黄连、瓜蒌、牡蛎于理中汤内合煎生效。用牡蛎者，取其润降，善为肝胃、冲脉血分祛热，而召阳归阴也。余尝遇此类诊治，改投大柴胡汤加茯苓、瓜蒌、栀子、苏叶，遂获良效。

〔按〕伤寒未入阳明，下之过早，胃液受伤，胃阳亦陷，故见胸膈烦懑硬痛，病名结胸。当此表郁内热之时，有阴盛于下，阳亢于上之势。法主大陷胸汤及丸，或泻心汤，清热利水。但结胸为实证，与痞气之属胃虚者，又自不同。不过二病均由下早所成之坏证，邪结胸中，乃一致也。对治法言，乃无误下乃结，又复因结而再下之理。余对陷胸汤久怀疑窦，虽经多医聚讼，囿于古法，每不免硝黄、甘遂猛泻范围，或易用瓜蒌、半夏、黄连之小陷胸汤，又不足以去斯病，故再三考虑，改用大柴胡汤加减之。但自揣未必尽善，留案待商，未为不可。揆诸费伯雄论水结胸证：以大陷胸汤过于猛峻，不敢轻投，遂自制"决壅顺流汤"主之，颇为得手。信然！其方如下：

大黄、枳实、青皮、瞿麦、厚朴、木通、瓜蒌仁、车前子。

10. 时疫、瘟疫烦呕

瘟疫初起，患者甚多。类皆脉数头痛，壮热大渴，鼻干舌燥，烦郁迷闷，身痛筋挛，或兼烦呕，不食不寐，困顿至五六日者。津耗邪陷，失开表与泻里之宜，因采下方以解疫毒。竹叶石膏白虎汤：竹叶、石膏、麦冬、知母、芦根、苦参、花粉、贯众、梨皮、洋参、粳米。

〔按〕此症津为邪耗，必以竹叶石膏汤加减，用此阳明化解之专剂，则降润保阴，透邪出汗，可解瘟毒。另外可加救液养胃药救之：洋参、梨汁外，亦可用犀角、板兰根、西瓜、雪水等味也。余在抢救时疫病中，认为此病胃口心胞，热闭成毒，惟用下方，有立竿见影之奇。

清瘟败毒散（余师愚《疫症一得》方）：

生石膏半斤、生地1两、犀角8钱、川黄连6钱；生栀子、桔梗、黄芩、知母、赤芍、元参、连翘、竹叶、丹皮、甘草各等分。

出斑者加入：大青叶、升麻。

又时疫应分气血两途清理:(用叶香岩方)

(1)从气治方——甘露消毒丹:气分湿温暑热用之。证见头痛目蒙、烦热、疲倦、胸腹闷满、咽肿肢痠、身黄斑疹、颐肿口渴、溺赤便结、吐泻、疟痢、淋浊、疮疡,叠相互见,惟舌苔淡白或腻厚,有时亦觉干黄。

薄荷、黄芩、菖蒲、贝母、木通、滑石、藿香、连翘、茵陈、白豆蔻、射干。研为散,开水冲服,或加神曲煮糊为丸。

(2)从血治方——神犀丹:暑热伤营血必用方。证见痉厥昏狂、谵乱、发斑,舌色光绛或紫硬、黑芒等。此病邪热入营,阴亏体质,及小儿和新产失血者多患之。有瘀内结者,渴不欲咽。

犀角尖、菖蒲、黄芩、生地、银花、连翘、板兰根、玄参、天花粉、紫草、香豆豉,各味阴干,切忌见火,又忌蜜,捣作水丸,每服3钱,凉开水送下。小儿只用1钱。

11. 疟疾

经云:夏伤于暑,秋必痎疟。故秋疟多从暑治,而化痰理胃次之。大致先宜清暑,继与健胃去积,寒湿两法,则临症酌裁耳。余遇此病尝用合剂治之,兹录于下:

治疟合剂:六一散、二陈汤、清脾饮加味合煎:滑石、甘草、半夏、茯苓、青陈皮、柴胡、厚朴、黄芩、白术、草果、生姜。再加贝母、葛根、白豆蔻、扁豆、山楂炭、麦芽、生姜皮，煎水露一宿，温饮。

【附】截疟通用方（重病用十剂可瘳）：

何首乌、柴胡、陈皮、茯苓、黄芩、白术、当归、知母、鳖甲醋炙，威灵仙、生姜、甘草，水煎兑入无灰酒5分。

〔按〕治疟以常山为要药，但多服伤胃，少量又难见功，可用常山1两、淮山药5钱，煎作1天用量，分五、六次呷饮。

12. 白喉、喉痹

汪某新娶，酬客尽欢。夜饮少眠，忽患喉痛。初起即见白屑满腭，肿涩大渴，而浆水难进，唇焦舌枯，二便干短，按脉洪大，此肺热入胃成毒之征。仿养阴清肺汤意出方见效：

玄参、麦冬、生地、知母、石膏、桑白皮、山豆根、板兰根、牛膝、栀子、贝母、元明粉、通大海、人指甲灰。

【附】喉痹小方：

（1）地蚕（蛴螬）捣汁滴喉即开。另服犀角消毒汤（牛蒡子、防风、荆芥、甘草、犀角）。

（2）桑螵蛸1两烧灰，马勃5钱，共研过筛，蜜丸。犀角消毒汤送下。

（3）甘桔汤（甘草、桔梗），加硼砂少许，白梅肉捣烂同煎频服。

（4）喉风通用方：蜈蚣（焙）2钱，全蝎（焙）、僵蚕各1钱，蝉蜕（焙）钱半，川乌尖1钱，胆矾8分，蟾酥3钱，炮山甲2钱，乳香7分，研匀，每服2钱，小儿1分；同葱捣泡温酒兑服，汗出为度。

忌猪、羊、鸡、鱼、面、辛辣一周。

13. 肺炎

肺炎为近代病名，凡肺热由于时令温邪毒郁伤及肺阴的传染病候均属之。除呈一切热性急逼之高热喘息外，尤以咳痰锈色，或咯血为特征，此俗称为火咳是也。余遇此症，常主用千金苇茎汤加减，可见疗效。

千金苇茎汤：苇茎、苡仁、桃仁、冬瓜仁。或加桑白皮、瓜蒌皮、浙贝母。

肺虚者加：钟乳石。

肾虚者加：胡桃。

惟忌与白术、陈皮、半夏、枳壳、苏子等同投。

另参后附咳与喘的有关证治。

14. 喘息、支气管炎

支气管炎兼喘息患者，临诊常见。感寒作喘，桂枝汤证仍在者，必有气逆胸满，可用桂枝加厚朴杏子汤。寒甚者，可用桂姜草枣麻辛附子汤（即桂枝汤去芍与麻附细辛合方）。如痰多痞闷，非必由风寒引起者，余常用二陈汤加厚朴、杏仁、莱菔子、苏子，平喘镇咳甚佳。又千金方桂枝去芍加皂荚汤，用之于涎沫浊唾亦能收效。产后气喘，为败血上攻的危证，曾见有人投桂苓黄汤（即桂枝茯苓丸再加大黄），功效亦著。以上各有寒热虚实之辨，宜细酌之。

【附】选方：

（1）痰喘白果汤：半夏、麻黄、款冬花、桑白皮、杏仁、白果、黄芩、苏子、罂粟壳、甘草。

（2）热痰蒸肺药枣：平胃散、六君子汤，加川贝母、榧子，等分研和筛过，再取大红枣二、三十枚，去核，将药末纳入枣中，以线扎紧。另煮葶苈子1两，将浓汁泡浸大枣，蒸熟，取枣晒干，去葶苈，空腹嚼枣1枚。

（3）捷径治咳方：①生莱菔汁、梨汁、藕汁、生姜汁，入酒少许，坛装埋地下，去火毒随服。

②海螵蛸细研，以糖和服。

③荞麦粉4两、茶末2钱、生蜜2两，水泡饮之，良久失气不止，可治上气久嗽。

（4）心悟止咳方：桔梗、荆芥、紫菀、百部、白前、陈皮、甘草，研末开水冲服。寒甚加姜汁调和。

（5）金珠化痰丸（又名一秤金）：半夏十斤、白矾5斤、生姜10斤、甘草10斤，米泔水浸10日，换水3次，取出，每个切作两开，晒干；再用白矾5斤，清水一桶入锅内化开，纳入半夏，浸20日取出，每个又切作4片，晒干。嗣用生姜10斤，另捣沥汁，再和半夏，浸过20日取出，晒干，研成细末，和甘草粉10斤，同熬数沸，以白布滤渣，仍入锅内，慢熬成膏。重病2钱半，轻病1钱半作丸，噙化。切忌房事。

15.　衄血、吐血

有以鼻衄、齿衄、舌衄等问方于余者，随书一方，服之有验。

犀角地黄汤：犀角、生地、丹皮、赤芍，加白芍、桑白皮炭、茅根、藕芦、童便兑服。

16.　皮肤溢血

遇有血自皮毛汗腺管溅出如线者，古名肌衄，或称血汗。即用秋石、蒲黄、黄芩，研水涂之，立愈。

【附】秘方治毛窍有如针孔流血者：

穿山甲研粉罨之，外扎绢帕必止。另服补血清热药调之，惟不可投苦燥品。

17.　痧疹

窑业工人，贺姓少年，患遍身疱疮，疡科进以凉血祛风及外沐败毒等药，其疹尽伏；而表证寒热头痛，身慄丛生，皮肤暗黑，医又作疟疾治之，乃致寒热不明，粒食不进，机窍均感不通，烦躁不定。脉象浮沉皆紧，右寸稍陷，舌白苔满，津少不渴。此湿蕴肺胃，表里均为邪闭之证。旁人或信疹没，为前证已愈，则大不然矣。随与人参败毒散而瘳。

人参败毒散（《活人书》）：人参、羌活、独活、柴胡、前胡、川芎、枳壳、桔梗、茯苓、甘草，加姜、薄荷少许同煎。

18. 风疹（荨麻疹）

章姓，男，二十余岁。自幼皮肤风疹，起止无时，面目均肿，斑痕隐结，大块小坨（俗呼风坨），全身皆满，指爪搔陷，先红后白成条显痕，憎寒壮热，间有腹痛。土法以苦楝树皮煎沐，或以红曲米煮枫树球洗之，但不断根。章男每以为苦，余知为湿热滞于脾经，中气郁阻，寒热表里通散导利复方，或可化此痼疾，遂进防风通圣散四帖而痊，永不复发。

防风通圣散（《河间六书》）：防风、荆芥、连翘、麻黄、薄荷、川芎、当归、白芍、白术、山栀、大黄、芒硝、黄芩、石膏、桔梗、甘草、滑石、姜葱煎。

【附】选方：

（1）柴芍六君子汤加减：柴胡、芍药、人参、白术、茯苓、甘草、半夏、陈皮、防风、苍术、白芷。

（2）风疹、丹毒并治方：皂角2两水浸揉汁，入瓦器内熬膏，和苦参末1两作丸服之。外煎苦参水频洗，三日奏效。

19. 噎膈

余遇噎膈患者，偶治有验，传抄妙方如下：

治膈大丹：人参、佛手柑、生地、苏子、半夏曲、藏红花，煮粟成糜，酌调以下各味。

鸡蛋白、生鹅血、生姜汁、白蜜、牛口涎，缓呷之。哕者加柿蒂同煎。

〔按〕噎膈病由忧劳或嗜酒所致。元气既结，津液又枯，肾水竭而肝火妄腾，在上为噎；在下为膈。重于开郁行瘀，使水升火降，津气复生，庶出纳有常，上下无所阻格。如非食道生癌结核重症，药石仍能奏功。治膈大丹，初起必效，其功在生津养血降气化痰云。

20. 呃逆、哕

商人，南某，作哕，昼夜不停，气急时震动床榻，左右两侧以壮丁夹持之。群医束手，适有献俗方者：用扫地竹帚尖和牛粪焙研酒下3钱，服后果停片刻。因思前药失灵，多犯补涩重坠。其脉豁大坚数，体肥便闭，肝胃郁热，病卧夹旬并无衰像，乃于前俗方为加泻药以疏畅之，大剂急进而愈。

俗方：竹帚尖、牛粪、牛膝、竹茹、枳实、黄连、柴胡、龙胆草、夏枯草、白芍、佩兰叶、莱菔兜。

次方：橘皮竹茹汤合小柴胡汤，早晚吞越鞠丸少许。

21. 反胃、呕吐

反胃患者，见证各殊，就有效者分类如下：

（1）阳明胃热之反胃，证见烦热口渴，少食即吐，大便闭，汗多，脉浮数。

加味竹茹汤：竹茹、枇杷叶、芦竹根、瓜蒌皮、麦冬、麻仁、浮小麦。

（2）寒证反胃，心腹胀痛，脉迟。

屡效方：取田泥干土中或砖土内之陈久白螺壳炒研，和入萝卜子、陈皮、砂仁、小茴香、生姜汁、白盐乌梅肉，同捣同炒存性，每取2钱，人参陈米饮下。

（3）热证反胃，七八日大便不通者难治。

正胃散：白水牛喉1具，去两头节结并筋膜脂肉，以米醋浸透炙干淬之，再炙再淬凡三次，研末，每服1钱，米饮下。

又方：狗胆治反胃特效。

（4）瘟疫烦呕（见前10. 时疫）。

竹叶石膏白虎汤。

22. 胃痛

胃病常见，辄以小疾就医，病类不一，用方如下：

（1）胃痛常用必效方：蒲公英、延胡索、乌贼骨（焙）、玄明粉、佛手柑、五谷虫（焙）、白芍、蛤粉，研末，开水冲服。

（2）伤食腹痛简方：

①大蒜煮猪肚，治如食法。

②酒药子（造酒之曲），每次五六钱，水调蒸透，加冰糖任服，每日一次。助消化，祛寒积，止腹痛，并治脾湿生虫肚胀少食。

（3）少腹痛急救方（即张景岳治疝气方）：

荔香散：荔枝核、大茴香、吴茱萸，研末酒下。

23. 恚怒气结

邻妇因夫妻口角气结，后有食入即吐症，用方有效，爱特记之。

（1）食入即吐胸痞者方：人参、佛手柑、薤白、罂粟壳、生姜、鸡蛋白，煮稀粥服。

（2）恚怒气结胸膈不利方：远志、桔梗、郁金、枇杷叶、石决明、橄榄核（即青果）。

【附1】郁症

气血湿热痰食为六郁，治法当以清痰理气为先。二陈汤加：香附、川芎、枳实、桔梗、瓜蒌等，或越鞠丸为要药。又木郁达之，火郁发之，土郁夺之，金郁泄之，水郁折之，为五郁疗法，从表或里以开导散利之是也。

【附2】积聚（成方加制极效法）：

（1）积聚二贤散：橘皮、甘草，均用盐炒，再加：姜黄、沉香、香附，研末，早晚米饮各吞二钱。

（2）磨积丸：胡椒、蝎尾、木香，研米饭作小丸；橘皮汤下。沿背膜两胁冷癖气逆，或溃为痈疽者。

24. 诸气梗逆

有由忧恚而起之神经官能疾苦，状若噎膈者，余用小半夏加茯苓汤，再加厚朴苏叶（即金匮半夏厚朴汤）研为散，治验甚佳。三因之四七汤，局方之七气汤为同样方法，古人立方昭示，大略如此。

〔按〕后世治郁：用香附治气，苍术治湿，川芎治血，神曲治食，栀子治火；相其病因所属，而酌投之，亦遵古意而不泥古方云耳。惟虚证梗逆不在例中。

25. 漏气

门人尹国立，以寒热不明证问治，拟所述状而考之，认为三因方漏气麦门冬汤可用，遂投服之，两帖有效，乃略为申议云。章氏子食后呕泻，发热身痛，不欲去衣，气短难续，口渴无汗，恰如三因病论所谓漏气之证；药宜刚柔合补气和荣双清表里，如所定漏气麦门冬汤极佳；根拟吐泻伤脾，寒热短气伤肺，而出此方。即仿用温胆汤五苓散，再加补土生金等味漏气麦门冬汤，主治食入先呕后泻，身热作痛，膈间气不相续，名曰漏气。方为：

四君子汤加入：麦冬、芦根、竹茹、陈皮、玉竹、陈仓米、生姜。

〔按〕凡属寒热不明，升降失司，清浊混乱者，终以脾肺二经着手为是。盖肺主天气，基于百脉上朝而气化乃周；脾主地气，因其寄旺四季而血液是统，阴阳升降之机，全视乎此；故天地交泰，则生理全而邪无可干。考之易象：乾金、坤土、乾父、坤母、乾为天、坤为地之说，更可证明天地自然生育常理，即俗指天心如卵白、地心如卵黄一说，恰合肺白脾黄之义。人因二气以为生活，当以脾肺集其大成。故凡寒热复杂，一时难于确定之病，先从脾肺消息之，较为正确。漏气一证，可与失荣脱精对勘。

26. 肝炎

患者蒲某，先有乳下期门穴隐痛，其上有肉微起，两胁满胀，或作刺动，卧则多惊，不得小便，此与内经所指肝疽相类，必以平肝消毒泻火为主。早见方书载有化肝消毒汤，余辄取此汤为治，或加茜草、丹皮，颇为得手。又魏玉璜治胁痛之一贯煎，为疏肝和血之剂，再加入鳖甲、柴胡，亦可主治肝癌云。

化肝消毒汤：当归、白芍、银花、黑山栀、生甘草。可加茜草、丹皮。

一贯煎：沙参、麦冬、当归、生地、枸杞、川楝子。燥甚者加酒炒黄连。

再参黄疸后附对金饮子。

27. 黄疸、黄肿

某君患黄肿，得一验方，内有绿矾者。余告以凡服皂矾，必忌荞麦、河豚鱼两者，犯之必毙。某大惊曰：幸矣哉，河豚虽素不曾食，荞麦则日常供应之品；近因腹胀，仅少啜稀粥，非闻明教，亦将不免误犯而伤生矣。余为主方于后：

打积消黄丸：平胃散（厚朴、苍术、陈皮、甘草、姜、枣），加山楂、茯苓、麦芽各3两，槟榔1两，火煅绿矾少许，枣肉捣丸。

〔按〕肝炎发黄，治方如下：

对金饮子：平胃散1两、桑白皮1两。

歧天师救肝败毒汤：当归、白芍、黑山栀、忍冬藤、生甘草。

气痛合金铃子散。

夹痰合越鞠丸。

夹瘀合大黄牡丹皮汤。

夹黄疸合茵陈五苓散：

外治奇方：活鲫鱼剪尾，贴脐四周，留出脐心，自出黄水，朝夕数换，水尽病愈。

28. 水肿、囊肿

郭翁患肿，连及腰胫四肢，头面背胛，囊大欲穿，小便短少，形寒气少，病势危殆。余按其脉沉伏。前医重投化气行水各药无功。此为阳虚水泛，乃进八味地黄丸，略加降导，一帖囊消，病者大喜，向余合十致敬。寻守方服至三十余帖，而健步如初，年过七十尚好。

八味地黄丸加减：八味地黄去丹皮，加入白芥子、麻黄、胡芦巴、牛膝、五加皮、鹿胶、丑牛、细辛、葶苈子。常服方中再减去葶苈、细辛、丑牛、麻黄四味。

【附】

（1）导降渗利培土化气方：

平胃散加：猪苓、车前子、雄黄（少量）、针砂、地龙。

（2）治肿不须服药去水方：

水肿贴脐饼：巴豆4钱、轻粉2钱、生硫黄1钱，同研成饼，新棉包扎脐上，如人行五里许，自然泻下恶水，如此三、五次，去药，以粥补之。久患者隔日一贴，一饼可用廿余人，但病体甚虚者慎用。

（3）水肿开盐法：

治水肿严禁吃盐，但水消后用开盐法，可以不禁盐，并不再发。方用：鲜鲫鱼2两，黄泥包裹在炭火上焙透，去泥研食，放菜中调味最宜。

（4）肝硬变腹水峻泻方：

甘遂、茅根、白面粉各2两，猪腰子1对，和生姜汁焙热，共研末，每服一汤匙，温水送下，俟自吐泻后渐消。弱者禁用。

（5）黄疸变黑，小便如沺者急救方：

①黄瓜根捣汁，和大麦粥，平旦温服，午刻当化黄水从小便出，以后再按症用方。

②苍术1雨半、神曲5钱、皂矾5分，醋炒醋调为小丸，饭后米饮送吞5分至1钱，忌茶及荞麦。

29. 痢疾、滞下

萧姓炉工患痢已半月，不食不饥，饮不止渴，四肢无力，而脉弦数，医药无功。此系噤口痢，因思唐容川有开噤汤，疏与服之，再剂病减，遂除射干、槟榔、黄柏、栀子、石膏，加入桔梗、白芍、扁豆、玉竹、粳米，八帖全安。

开噤汤：四物汤去川芎，改用生地、赤芍，再加入人参、天冬、麦冬、三黄、杏仁、栀子、射干、白头翁、槟榔、枳壳、石膏、甘草。

【附】

纳脐膏：噤口势危，投之有效。

黄瓜藤连茎叶经霜者，晒干焙研，和香油调纳脐中。

外敷方：水蛭1个，全捣瓦上焙热，入麝香少许，作饼贴脐，气通即愈。

（又）木鳖子七枚，研饼和白面烧饼，切为两片，一半边作窍纳药，趁热敷脐上一时，再换另一半边纳药如前，即当痢止思食。

〔按〕痢症古称滞下，寒热积滞，混合不清于肠胃间。大肠为肺之腑，用药首宜开利肺气，使其下行。明人缪仲淳有治痢妙方如下：

滞下如金丸：黄连捣末，姜汁浸一宿，不拘多少，炒浸凡七至九次，叠水和丸如梧子大，每吞2钱，日三次。一般加味法，送吞丸药。

胃虚：白莲肉、广皮、升麻、人参，煎汤送。

腹痛：白芍、黄柏，醋炒升麻、炙草，煎送。

后重：槟榔、枳壳、木香、滑石，煎送。

赤多：楂炭、当归、红曲、乌梅，煎送。

白痢：吴茱萸、酒黄芩，煎送。

久痢：肉豆蔻、砂仁、扁豆、人参、炙草，煎送。

胎前：黄芩、白芍、橘皮、枳壳、升麻、谷芽、莲肉、炙草，煎送。

产后：人参、当归、白术、白芍、红曲，醋炒升麻、益母草、滑石、炙草，煎送。

恶露未尽：兼用乳香、砂仁。

【附】选方：

（1）赤痢特效方

黄耆、黄连、白芍、滑石、升麻、红曲、柴胡、贯众、橘皮、地榆、萝卜兜。可加黄芩、苦参（按此两味为赤痢特效药）。

（2）准绳三奇汤：治痢疾里急后重。

黄耆、防风、枳壳。

（3）脾虚久泻奇方

白芍、甘草、诃子、防风、黄耆、雄黄（少量）、鸡内金（炒），炒米，煎服。

（4）中寒腹痛吐泻方

苍术、厚朴二陈汤，加入：香附、炮姜、吴萸、白术。

30. 肠出血（肠红、肠风）

某生少壮，恃教读为生，劳心嗜酒，因事忧患，又盛暑远行疲极，初患梦遗，继觉肛坠溺涩，遂发肠红溢血不止，昼夜如是，昏睡血泊中，口渴舌焦，心悸不寐，脉大滑数而空，群医束手。某老医为主平淡小方，一帖止血，盖谓积热留瘀，心肝同郁，而中气下陷也。余就老医原方加：红藤、生地、乌梅炭5帖，再换补中益气汤合四物汤加阿胶收功。夫肾司二便，肝主疏泄，两者中藏相火，又因酒湿化热，逼血妄行，只许清热宁阴，兼以畅理瘀气，最忌滋填呆补，此症收功，可备参考。

老医止血方：竹茹、蒲黄、香附（醋炒）、黄柏、柴胡、郁金、柏叶、荆芥炭、藕节。

31. 痔漏

因痔漏就诊者多，记其效验方如下：

（1）痔疮出血方：柿饼浇研泡服，或柿饼培焦同蒲黄、大小蓟、百草霜、乌梅、甘草煎服。

（2）系线除痔法：芫花根，不犯铁器捣汁，浸丝线一条半日或一宿，以线系扎痔上，隔宿自落；否则一二次换之，必然除根。以龙骨、诃子末敷疮口即合。

（又）诸痔均以外敷熊胆、冰片特效。

（3）跨马痈（海底漏）特效方：甘草一味。

甘草制法：甘草5斤不去皮节，不用铁刀铁器，只以石块或木棍打烂，浸入酒中，三五日加水入砂锅内熬溶，日服少许，自获奇功。

（4）交肠病（大小便易位而出）验方：

五苓散加木香，血虚加阿胶，袄头巾焙研兑服，服药后均应探吐。

（5）肠黏连绞痛方：当归、白芍、枳壳、甘草，煎兑麻油少许进服。

32. 二便不通

有二便兼旬不解之患者，试如下法收效：

推车散：蜣螂（推车虫）、土狗（即蝼蛄，男用头，女用身）各五、六枚焙研，樗根皮煎服，立通。

外敷方：黄连5钱、巴豆2钱、捣饼，先将葱盐汁滴入脐内，置药饼于上灸之，以利为度。

33. 淋疝、癃闭

伶人向某，以淋成疝，不能出演月余矣。余为拟方三帖收效。伊深感而以此方转赠同病者，无不药到病除。

处方：浮海石、石燕、桑白皮、乳香、甘草。

又方：胎发灰、云琥珀末、灯芯汤调下。

〔按〕淋症因肾虚而膀胱蓄热者，则阴阳清浊乖错相干，气血不顺，故阻塞不通，令人闷绝。用药只宜行气、清血、畅肝、和脾，切不可恣投补涩，或泻利沉堕各品；因中上壅闭，将使下窍不通耳。余曾仿古选用：栀、芩、郁、桔、香附、青皮、琥珀等，再加滋阴药：知、柏、地黄、芍药、牛膝、发灰、灯芯，出入成剂，始终以散血者佐之；颇少用：扁蓄、瞿麦、泽泻、车前、红花、麝香各药，恐其使病下陷而不可上出外透也。闭者宜开，癃者宜提，实为定论。再按小便之通与不通，全在气之化与不化。时医专用清热导湿之五苓、八正、禹功、舟车一类下行通利各药，不知有中气下陷之升举法，冷结关元之开冻泄浊法，九窍不和之理中制水法，又有壮水以制阳光之虚中夹热滋肾法，或化阳和阴之爁蒸肾命八味丸法，外及先开上窍之探吐搐鼻、和温熨少腹等法，不究其本，尚何言之。

【附】尿闭少腹满痛、溺血

金匮妇人杂病，水与血结者，主大黄甘遂汤，即大黄、甘遂、阿胶三味，不拘男妇通用之。余以此方治淋漓阴中隐痛亦验。伍阿胶者，以和缓血道之刺痛，且监大黄、甘遂之竣逐伤阴也。故仲景方，凡尿道涩痛而排尿不利者，多用阿胶猪苓汤，即可证明处方之义云。

实证癃闭小方：蝼蛄、煅灰酒泡服之即通。但虚证忌用。

34. 中毒、人参毒

有人于抗日战争时，购来日本人参，服过量中毒几毙。余适在旁，见其欲吐不吐，昏愦舌焦，目瞪不语，自以双手紧按胸膛，四肢发厥，急令煎服生莱菔子、生山楂、栗子壳而愈。除栗壳见本草纲目拾遗外，余二味则得之俗传，故民间小方，不可轻弃。

【附】

（1）辟谷度荒预防中毒良方：

贯众、黑豆子，先煎服数次，便可任食百草树叶皮根，解毒预防甚妙。

（2）周氏集验救饥方：

小茴香炒熟，贯众、扁豆、茯苓、薄荷、核桃肉各4两，甘草、杏仁各1两，桔梗8钱，共研细末烘干，收入瓶内，每用一小匙含口中，再食草木枝叶根皮，细嚼至饱，不碍消化。树皮宜与稻草节同嚼，则不胀穿肠壁；大忌骤饱及过热过稠的羹汤。

35. 脚气

戴农，年三十余，脚气冲心，昼夜倚墙直立，久无疗效。余为处加味鸡鸣散而安。此即俗称立马脚气，像马不息于夜之形者。方法注意加减。

鸡鸣散加减：橘叶、柑树叶、木瓜、吴茱萸、苏叶、桔梗、红花、木通，再加赤芍1两，煎水分二次于午夜鸡开口放啼时冷服。

外用：（1）白矾，煎水浸洗。

（2）甘草、甘遂，二味相反，利用其感应之速，以治脚气上攻，或结核肿毒等。甘遂捣敷于外，另服甘草水，其患即消。

【附】

俗传脚气冲心方：槟榔、生姜汁、羌活、青松叶、酒浸七天，临服兑入童便少许，每日按时顿饮一小盏。

外煎：芍药、矾石、芫花、甘草、花椒、食盐、洗浸，每晚一次。

牛膝乳没膏：治脚气及鹤膝风：

生姜汁一大碗，入牛膝1两熬膏，加乳香、没药各1两，搅匀摊布上温贴，再用陈艾、菊花拌捣，作为护膝膏。

36. 脚胫软瘘（酸）

汤农，年未三十，病后脚软不举，屡服气血双补兼疏风等药如故，再就外科针灸治之亦然。医者不知，缓弱纵弛之与血脉无干。古人云：筋急者乃责其血，筋缓当责其气也。为进四君子汤加耆、附、桂皮，十数帖始竟全功。

37. 痹证

针灸专家方老，多年患痹不瘳，艰于步履，而最厌服药，并谓以病养身而已。余授以验方，照服十余次，渐见松快，再进至百日外竟痊。一年之后，体力加健矣。

治痹简方：茅苍术十斤，米泔水浸三宿，晒干，再加酒和蜜泡一宿，刮去皮，与黑豆子3升伴蒸，再加桑椹子、生地、何首乌各1斤，放置砂锅内，以河水熬取浓汁，滤去渣，再熬至滴水成珠，每膏1斤加蜜同量，白开水化服，早晚各一调匙。

38. 历节痛风

余数遇历节痛风患者，麻痹拘急。不得转侧，对症用药收效。

（1）神经麻痹，由血虚着寒而起者，主用：大青龙汤去罂枣，加当归、川芎、人参、干姜服之。此即《古今录验》续命汤之治风湿渗于血分作麻作痛者，猝中风邪，极为有效。

（2）对于血气虚寒，温运不利，证见恶风微肿，拘急疼痛，肢节不得屈伸之水毒阴冷所结者，主用：甘草附子汤，即桂枝甘草汤加白术、附子。如再加生姜，即外台所引《古今录验》之附子汤，服此一剂，便可由汗出渐愈。

（3）骨髓风毒疼痛，主用：

大麻仁酒：水浸大麻仁5升，用沉者一二升晒干，入银器中慢炒至香熟，入木臼捣为细粉，分十帖，酒泡滤渣，煎至减半，空腹温服。甚者不出十帖可痊。

（4）臂胂痛不能屈伸用力者，主用：葳蕤、五加皮，浸酒服之。

39. 腰痛、臀木

易史氏，四十三岁断经，逾三年，右腰近髀处着痛一块，俯仰为艰，小便频数，间有白带，阴中坠痛，夜苦不眠，白日疲困，经中西医各法论治，无一验者；脉象濡沉，患恙五年如此矣。余以心肝肾气血合调，拟方

175

进服，半年渐起；此由养血返精丸及青娥丸仿制成方，原以斡旋通达于先后二天，兼顾八脉，而利经膜之用者，可见心肝肾为一气所终始，故药之为用，亦重疏补同施焉。

处方：破故纸、茯苓、杜仲、玄胡索、乌药、益智仁、片子姜黄、紫荆皮、川槿树皮、石楠藤、木蝴蝶、鸡血藤。

〔按〕腰痛一证，有劳损、肾虚、湿热、痰气与外感、寒凝、闪跌、内伤、瘀积等患，用药根治，只采加味四物汤，最为合拍。

加味大意如下：

补肝肾：牛膝、熟地、枸杞、续断、故纸、木瓜、胡桃肉、十大功劳、鸡血藤、石楠叶。

去瘀积：桃仁、红花、乳香、没药、当归须、甜三七、紫竹根、茜草。

定痛：青皮、玄胡索、威灵仙、天仙藤、艾叶、木蝴蝶、乌药、野葡萄根。

外感：苏梗、羌活、葱白、防风、刺蒺藜、麻黄、桂枝、豨莶草、细辛、钩藤勾、柴胡、白芷。

寒湿：苍术、桂皮、干姜、陈皮、五加皮、香附子，草薢、防己、海桐皮、小茴香、淫羊藿、菝葜、南星、白芥子、黄松节。

【附】腰痛代灸膏（王海藏治腰冷用）：

附子、蛇床子、吴萸、肉桂、木香、马蔺子，为末，姜汁白面调膏，摊贴代灸。

40. 怔忡

硕儒陆翁，年已八秩，自云二十多年悸病，无药可医，至今则日夜难支矣。余书俞居士选奇方令服而瘳；此心脾气血缓补之剂，与阴凝凉泻各法有所不同，故方名选奇也。细玩辛甘化阳中，仍以去术及烧铁泡水为要，故宁心益血，功亦特殊。

选奇方：四君子汤去白术，加菖蒲、天竺黄、远志、檀香、桂心、熟地、天冬、苏合香、犀角，研蜜制丸，另烧旧铁五六斤泡水和入。

41. 心神迷恍、记忆力差

一壮男忽得迷离恍惚之疾，于所读所见所闻所思所作之经过，无复记忆，且胸闷不食，深夜不眠，有时兴奋，有时郁恚，曾作百合症治，服安神各药，或泻心、导赤、通窍、行瘀等剂，未痊。余诊其脉，浮滑而软，按之摸糊，因仿吴门录验启聪导饮之意，十帖见功。

处方：温胆汤合二陈，加琥珀、远志、益智仁、菖蒲、珍珠母、醋煅磁石、甘草，外加字纸烧灰2两煎汤代水为引，以交心肾，且通厥阴郁热云。

【附】来苏膏：治心恚、风痫、积热、痰气及破伤风搐、牙关不开，远年近患，通用有效。皂角，取肥圆未经蛀损者，去皮弦及子，一次不拘多少，搥碎，浸入酸浆水中，春五夏三秋七冬十日，搓揉去渣，澄净之后，以瓷器或瓦罐盛药，向先文后武的火上，煎成浓膏，摊新夹纸或布上阴干。遇病需用时，取手掌大一片，用温水化于瓷器中，将病人扶坐，用竹苇筒装药水吹入左右两鼻孔中，涎出为验。不省人事者，立瘥。可贴头痛者胜于白芷敷贴。

42. 失眠

江叟，久嗽肺肿，压迫心脏，因感失眠，贫苦失治，抱病三载。余仿外台肺痈黄昏汤加味主之，药到病减，药停病复，遂令为常服之方，先煎一帖，临卧饮之，其患渐失。

加味黄昏汤：原只合欢皮一味，略加极少量洋金花（曼陀罗花）。

〔按〕中医以不寐为心肾水火不交之证，每用六味地黄丸、硃砂安神丸、琥珀多寐丸治之，非概括必然之论也。余常合投温胆汤、导赤散，注意避免苦燥凉泻重镇凝涩等药，专从化气降痰和胃益血，大获疗效。

处方一：陈皮、法夏、茯神、竹茹、枳实、郁金、生地、郁李仁、木通、麦冬、莲心、犀角、合欢皮、红高粱。按此方与白虎汤，益化源之阴而清胃燥者，有攻补不同之处，又与秘方肉桂、黄连寒热合用者，有气血补泻不同之别，可两参之。再按许学士有治肝经受病失眠之方：以珍珠母、龙齿为安魂熄风之用，而配独活以去邪于肝络中，亦可悟失眠应从魂魄安静为治矣。

处方二：连翘、黄芩、黄连、大黄、栀子、芒硝、丹参、丹砂、二冬、菖蒲、远志、茯神、甘草、长灯芯（丹砂即硃砂，用极少量）。

余对神经衰弱、精神不安、惊悸失眠、胸腹悸动、烦热等症，辄采用桂枝甘草龙牡汤主治收效。《伤寒论》云：火逆下之。因烧针烦躁者，此汤主之；盖借桂枝调整血行，甘草以缓急迫，合龙牡镇静潜阳耳。按桂枝甘草汤，有急救强心意义，故仲景以治发汗过多，其人叉手冒心者，亦为贫血恐怖性之心悸而设也。

余尝论诸失眠病，应各随其证之偏弊用药。曾遇通夜不睡，屡进心肾双补无应者，认为阴阳违和，二气不交，除化痰降气外，再伴以轻淡微凉清血之药，重用夏枯草、半夏曲，煎服而安；此借半夏得阴而生，夏枯得阳而长，配合治疗者，比半夏秫米为优；与黄连、肉桂寒热平调法，又于平易中寓巧法也。所谓轻淡不若消热各药，则莫如：沙参、生地、麦冬、当归、远志、竹茹、白芍、茯神、麦芽、天竺黄等，更能平静镇抑手足两厥阴之气与血耳。

【附】多寐方：治多睡好眠。

黄连、生枣仁、通草、莲心，同茶叶煎饮。

43. 阳痿、遗精

有两青年，阳痿不举，形色尚丰，脉亦平顺，用尽各方无效，人遂指为天阉。经余主方，均有好转。夫人身真阳，皆托生于后天之气，用升脾益气法，加入先天温养极纯之药，伴以雀卵，借为绝阳无子之助，此滋阴及壮阳等品，又有上下天渊之别矣。

处方：仙灵脾、菴䕡子、雀卵各8两，配入补中益气汤十帖，熬成膏服。

〔按〕《内经》有筋膜干则筋急而挛，发为筋痿之说。然脾阴不及而肝气太过者，亦可令阳事不起，宗筋废弛，而阳缩不伸，又宜进栀子、丹皮、逍遥散合六味地黄丸；以肝脉下络阴器，而性喜疏泄，如系血燥不荣，又当双养脾肾阴津也。

【附1】遗精：缪仲淳案：

王官寿遗精，闻妇人声即泄，瘠甚欲死。缪之门徒以远志、莲须、石莲、龙骨、茯神、沙蒺藜、牡蛎丸服：稍止，然终不断；缪为加鳔胶一味，三帖即痊。

【附2】阴纵（阴长不收）为肝热，主用：

小柴胡汤加：黄柏、黄连。

外涂丝瓜汁调五倍子末。

44. 邪疯怪疾

余曾遇中上二焦邪气溷逆者，将百合平胃两方并进有效。壮男薛某，患邪疯，自闭牛棚中，屏息錬气，忽而吞火嚼砂，谈神指怪，可饱可饥，倏活倏死，莫可如何。余从清肺及平胃散加硃砂、蔗汁调丸，三日恣服顿安。远近闻之，无不争抄此方者，但未合病情，仍恐误事。

处方：百合代赭石汤，调胃承气汤、平胃散三者相合，加硃砂、甘蔗汁作丸（按百合代赭石汤即滑石代赭石汤：百合、滑石、代赭石）。

〔按〕祟病一说：如飞尸、鬼击、恶煞、狐媚、蛊毒、怪胎等异，无可讳言。金匮之百合证，如有神灵，治在养肺。夷坚志述平胃散可疗狐祟，治在醒脾。盖邪在上，则当肃清肺金；毒在下，则必平定中土。二者相合，故可治中上二焦邪气。

45. 眼痛

尝遇各型眼病患者，用方有效，爱记如下：

（1）肝风内热，目痛障翳，胬肉遮睛，红肿干涩，流泪作痒等患，常用：细辛、黄连、甘菊、决明子、羊肝、鲤鱼胆，煎洗有效。楮实煎洗并服亦佳。

（2）肝经虚热目痛。外治内服通用药：枫球子（路路通）、苦楝子树皮、生姜皮、蚕砂、木贼草、夜明砂、苦参、谷精草、蝉蜕、菊花、鸡冠花。

（3）风热翳膜，双目如瞽。可用：野苋菜煎服，并趁热熏洗，日行数次，半月有效。

（4）凡内外障，只要瞳人神水尚存者可治：

梦麟丸：蔓青子、枸杞子、蒺藜子、甘菊、荆芥、生地、当归、赤芍、川芎、防风。

〔按〕据眼医经验，明目之方，不必定用六味丸，仅枸杞、甘菊、黑小豆三味，捣蜜成丸即验。有人手抄简方，述黑料豆功效不可思议，其法以一岁嚼吞生黑豆1粒，视岁数若干，每岁增食1粒勿辍；或碾豆和白开水泡服。如伴他药成丸，则黑豆亦当纯用生者。

46. 耳聋

有患两耳聋闭三、四年者，余无他病，诸疗计穷，不得其要。余为用《皇汉医学丛书》名家方选：蓖麻子丸塞耳，竟获奇功。

处方：蓖麻子11粒（焙）、皂角肉5分（煨）、全蝎2个（焙）、远志、磁石（煅浸醋中）、乳香各钱半、蛇蜕皮1条（烤），共研末，以黄蜡和成长形小条，塞入耳内，三日一换。

〔按〕耳聋除肾虚宜补外，对于实证用药，应采从阴透阳外治等法者，有如下有效方：

（1）通神散：全蝎、地龙、土狗各2枚，明矾生熟各半共4钱，雄黄、炮山甲各3钱，麝香、细辛各3分，共研细末，每少许调葱汁滴耳中，闭气面壁，静坐1小时。

（2）又方：雄鸡屎白半升炒焦，乌豆1升炒，同浸酒中3日，热服取汗，耳如鼓鼙，勿讶。

【附1】耳烂成聋秘方（兼治一切溃烂疮毒）：大蚌壳1个入千年石灰及千人粪，野猪脚爪等分，以铁丝扎紧蚌壳，外封湿泥，炭火煅至青烟上腾为度，取置地上去火毒，研细，加冰片少许，入瓷瓶固封，耳烂成聋，掺此立愈。

【附2】百虫入耳方：鳝鱼头焙研，绵裹塞之，立出。

47. 鼻生息肉

遇鼻生息肉，用小方有验：

（1）通草、细辛各1两，研取豆大1粒，绵裹纳鼻中，日二换。

（2）狗头骨灰、丁香、细辛，研粉吹入鼻孔，息肉自化。

【附】鼻窦炎方：青苔（阴潮处生者）用纱布包好塞鼻，每天轮换，七日有效（如有较重炎症，可加用抗菌素）。

48. 口疮、牙疳（走马牙疳见儿科类）

口舌生疮，防害饮食言笑，甚为不便。余曾见唇穿齿落，鼻溃舌断，糜臭至死，仍不能定为何因何病者。偶得验方如后：

（1）冬青叶（榆蜡树叶），有除风散血、消肿定痛之能，捣汁含浸，吐出恶涎自愈。

（2）秋茄子蒂，焙炭研调童便敷口。

（3）肝胃实热口糜：桑白皮，生捣取汁频涂。

（4）虚火致病，口舌白泡，泡顶陷凹，得热饮反快者：吴茱萸，醋研敷两足心，引热下行。

〔按〕曩日常以三黄泻心汤治口糜龈烂及牙疳无效，改用甘草泻心汤合四苓散加车前子而愈；因悟胃中不和，用药原有苦辛温与苦寒泻热之辨，所以人参健胃与大黄健胃，各有不同之点也。宜注意心下痞满为实证，误于攻下，后变为吐逆水泻者，又为胃中之虚，不可攻邪而疏扶正，又不可遗热而助阳邪；《金匮》狐惑篇已寓斯意，参阅自明。

【附】齿痛方：青鱼胆风干、生明矾研和，擦牙立愈。又可治喉风。

49．舌黑不焦，休从火治

舌黑不焦，余常以凉膈散或麦门冬汤，先后进投，以舌焦有刺、脉数，多为津伤之险证。但金镜法以舌黑不渴为寒者，不可不知。《金镜录》辨舌黑为水来克火，谓手足厥逆，呃逆不止，其病由伤寒而来，黑苔润泽者，当用附子理中汤以消阴翳，不可误以火极似水断之。

〔按〕舒驰远《伤寒论》云：舌上黑苔及干刺为二证，阳明热结者，有芒刺而干枯；少阴中寒者，亦有芒刺，但觉冷滑并无其他阳证云。

50．翟舌

雷氏，无故骤起畏寒，麻木声哑，喉作鸡声，舌胀突出唇外，以通关散吹鼻不嚏，势甚昏危，不知何证。

余令取白矾泡水掺入舌根，探喉取吐，幸得开声，而舌亦稍缩。方进疏风化痰之药，次晨又见身麻舌肿，顷入昏迷；又令灌服稀涎散（皂角、白矾，加藜芦），呕出涎痰甚多，始觉清爽。再以僵虫、南星、莱菔子、竹沥、姜汁、雄黄、元明粉、蒲黄合剂进之。以其便闭口臭，不独上焦壅闭，而中下阻滞，正确难通。此与小儿木舌、重舌，似同实异；与俗名翠舌者相近：翠形如扇，乃护棺之饰，表示中恶之意；不可针刺出血。曾见有用食盐、百草霜、冰片调井水敷上者，亦可转危为安，盖去浊祛邪、降逆开窍之义耳。

51. 大麻风、疠毒

前明沈之问《解围元薮》一书，专载治疠方法，大致以大风子（丢子）、苍耳子、蓖麻子、地肤子、苦参、豨莶草等为必用之药。余曾在广西遇此类患者问方，因抄沈氏方与之，果获奇验；然不及前清某寺僧袖巾秘藏包治大麻风之药为著，偶从外科师秘本中录出于后：

（1）麻风无比丸：白花蛇、乌梢蛇各1条，去头尾，留肠杂，以竹木于石器中捣之，忌铁，再和以下各药同蒸熟。

白蒺藜、蔓荆子、威灵仙、牛蒡子、天花粉、金毛狗脊、何首乌、黄连、牛膝、栀子、黄柏皮、细辛、乌药、黄芩、连翘、全蝎（醋浸1日）、胡麻子（炒香）各1两。荆芥1两5钱，防风、蝉蜕、生地、川芎、苦参、地骨皮、银花、槐花各2两，风藤4两，漏芦半斤，去节洗净晒干，只用4两。生丢子5两。

头面甚者：加白芷1两。

肌肉烂者：加大皂角1两。

以上通用木条石臼杵药（忌铁），粥米糊丸如梧子大，每服三四十丸，日二次，清茶送吞，百日收效。

（2）大麻丸（保安万灵丹）：初起麻风服之，盖被取汗为验。

白花蛇、乌梢蛇各1条，去头尾，留肠杂。漂苍术半斤，泡麻黄、川羌活、荆芥、防风、细辛、泡川乌、泡草乌、川芎、金石斛、盐全蝎、当归、天麻、何首乌、粉甘草，以上各1两。雄黄6钱，共捣细末（忌铁器），生蜜和丸，每重3钱，硃砂外衣。服时先煎葱白9支，取汤调送丸药1粒。视年龄老壮、病势缓急，斟酌用之。服后避风冷，戒房事。

（3）麻风秘方：能治恶肉死肌。

生苍耳子，熬浓成膏，每日二、三次，开水冲服3茶匙，久服有效。

（4）麻风梅毒通治方：明松香2斤，水煮化，倾冷水内，用手分扯，俟冷再煮，再倾浸再扯，约十余次，以松香洁白水色清洁不苦为度，阴干研细，每日分多次共服二、三钱，和入米粥更好。但禁吃干饭，饥则食粥。忌一切盐醋糖酒，半月后，大便下出毒物，不可中止。初起病者1斤可愈，远年者倍量收效。

〔按〕毒风客于血脉，津气受伤而变为厉毒，俗名大麻风。初起遍身麻木，次起白屑红斑如癜如癣，形类蛇皮，脱落成片。始发之时，自上而下者顺，自下而上者逆，顿发者难治。虫蚀五脏，则形亦有五损之别，如眉脱受病在肺；面起紫泡受病在肝；足底先腐病在肾；生癣如蝼蚁偏集者病在脾，惟胸前腹部，不出此状。目先损者病在心，目红有虫蚀状，见日如下细雨，此为险症。此外大麻风与梅毒相类，男女交互传染，故平日预防，以卫生清洁为重，又以不嗜酒犯淫为要。

【附】梅毒秘方

（1）土茯苓、威灵仙、白藓皮、豨莶草、蝉蜕、桔梗、连翘、当归，水煎服。

（2）土茯苓、白藓皮、银花、大黄、蝉蜕、穿山甲、芒硝、威灵仙、皂角、地黄、当归、甘草，煎服。

（3）蜈蚣（焙）、全蝎（焙）、黑丑、白丑、僵虫、大黄、白芍、当归、斑蝥（极少量）、穿山甲，研泡服，少量多次酌投，不可过用。此方一名五虎下西川。

〔附录〕之一：痰与喘的有关证治

咳与喘，均属肺系疾患，略分：风寒、风温、湿痰、气壅（或气逆）、虚劳、虚火等言之，不离寒、热、虚、实、表、里之辨。

（1）咳嗽：有干湿二类。

干咳为咳，有痰为嗽。治法均详伤寒、金匮两书。由外感的，当发其汗；由水湿内积的，当化其痰；由气郁的，当降逆；由热燥的，当清肺除烦；由津枯的，当与润燥。

例如，表寒之咳嗽：麻黄汤、麻黄厚朴汤、小青龙汤。

寒而夹热之咳嗽：射干麻黄汤、麻黄杏仁甘草石膏汤。

热郁火闭之咳嗽：桔梗汤、苇根汤。

风湿暗咳者：银翻散、桑菊饮。

以上所述实证疗法，各有寒温用法之殊。于表证中，无补气疗法；有之，则局方虚人外感咳嗽之剂"参苏饮"是也。

参苏饮：人参、苏叶、枳壳、桔梗、半夏、云苓、木香、广皮、葛根、生姜、大枣、甘草。

（2）支气管炎：有干、湿、急、慢性之分。

急性初期，不必镇咳。只用麻黄汤、葛根汤（较桂枝汤多麻、葛、较麻黄汤多葛根，无杏仁），大青龙汤，以去表邪，不令化热。

胸膈闷塞者：上方（青龙汤）合橘皮竹茹汤。

腹筋膜拘挛掣痛者：四逆散。

口渴便秘者：大柴胡合越婢加半夏汤（越婢即麻、石、甘、姜、枣）。

咽喉不利、干痛、红肿、音哑者：麦门冬汤合半夏厚朴汤。

老弱虚寒，身无寒热表证，脉迟者：苓甘五味姜辛汤。甚者：真武汤。

（3）支气管喘息

①由于过敏性刺激引起，或中毒性及他脏器的疾患发生反射性而起者，可用：

麻黄剂：如麻黄、杏仁、甘草、石膏，及甘草麻黄越婢加半夏等方均妥。如无效时，再用大柴胡、大承气、半夏厚朴等，合苏子降气汤或小青龙加石膏。

苏子降气汤：苏子、半夏、前胡、厚朴、橘红、当归、甘草、生姜、大枣、沉香。

②心脏疾患引起的喘息，可用：

木防己汤：防己、桂枝、人参、石膏。亦可去石膏加茯苓、芒硝。

增损木防己汤：于上方加苏子、桑白皮、生姜。

华盖散：即麻黄汤去桂枝，而加苏子、桑白皮、茯苓。

③寒气过于闭塞，宜与开窍者，可用：

三拗汤：麻黄、杏仁、甘草。

五拗汤：上方加：芥穗、桔梗。

④脾气虚弱发喘，可用喘四君子汤：

四君子：加陈皮、厚朴、砂仁、苏子、桑白皮、当归、木香、沉香、姜枣。

（4）肺炎（包括大叶性、小叶性、无热性等）

本病以少壮及高年多犯，故易呈阳明实证。上述支气管炎条中，可以参证运用。而白虎承气等方，均适用之。惟老年患者，易陷于阴分虚弱，极须注意。

（5）肺气肿

本病系肺脏终末支气管远端过度充气，肺脏膨胀，通气功能障碍；多并发于诸种咳嗽病，使静脉郁血而成呼吸不利之型。可与上述各节病变方治酌裁之。

（6）肺脓疡

古称肺痈，今名肺坏疽。本病因肺组织坏死引起腐败性分解，痰臭特甚。有浸润及空洞二型，以壮年男性为多，可引起下痢。

初起用方：

桔梗白散（一名白散）：巴豆、桔梗、贝母。

苇根汤：苇根（一味）。

桔梗汤（古今录验）：兼虚者用之。

桔梗、白术、当归、地黄、败酱草、苡米、桑白皮、甘草。

纯虚者用方：

薏苡附子败酱散。

紫菀散：紫菀、贝母、知母、桔梗、茯苓、五味子、阿胶、人参、炙甘草、生姜。

黄昏汤：合欢皮（一味）。

肺痈汤：桔梗、贝母、栝蒌皮、杏仁、白芥子、甘草、生姜。

（7）肺痨（肺结核）

此症以咯痰带结核菌而证明之。大多为潜进性之症，在初期中即呈神经衰弱症状，俄而喀出痰血，稍劳即热，颊部潮红，盗汗失眠，神经过敏，均由弛张性热型缓慢进行。有发热在晚间，比早晨稍低，所谓倒型热者，冷汗或体温波动时，自呈过度出汗，咳嗽呼吸不匀，痰血间杂，体重日见减轻。主方大致如下：

阴虚：当归芍药散、麦门冬汤、炙甘草汤。

阳虚：黄耆建中汤、酸枣仁汤。

血虚气郁：柴胡四物汤。

血瘀化燥：犀角地黄汤。

阴阳两虚，秦艽扶羸汤：秦艽、鳖甲、人参、当归、紫菀、半夏、柴胡、地骨皮、乌梅、甘草、大枣。或薯蓣丸。

烦渴干呕，甘露饮：枇杷叶、熟地、天冬、茵陈、枳壳、石斛、生地、麦冬、黄芩、甘草。

咳血方（《丹溪心法》）：青黛、瓜蒌、海石、炒山栀、诃子肉，或加杏仁。

治肺结核新方——羊胆粉剂：生鲜羊胆剪破取汁，砂锅内煮熟，再经慢火烘干研服，每天1~2克。

吐血咯血方：

①秘红煎（张锡纯方）：大黄、肉桂、赭石。

②沈绍九方：三七、炮姜、白芍、茅根、紫菀、款冬、贝母、丹皮、旱莲草、玉竹、百合、白前、甘草，水煎兑童便服。

③小方：柏叶、干姜炭、艾叶，水煎兑马通汁服。

（8）治痰注意要点

①肺气虚者，不宜降劫，如葶苈、礞石、瓜蒂、藜芦、白矾等。

②阴虚枯燥，不得用二陈汤。汗多不用青龙汤。脾虚浮肿，不用滚痰丸。外感未尽，不得用诃子、罂粟壳、乌梅等。

③凡痰气在下，而火邪在上者，可用温胆汤加山栀、黄连、贝母、瓜蒌、远志、香附、青黛。火咳声急、痰多，或黄昏五更尤甚者，又不可纯用凉药，以竹沥、浮石、桑白皮、蛤粉等加入二陈汤尚宜。

④治痰以下气为先。如能食者，大承气汤微利之。有内热者：小柴胡加石膏以散之。

⑤有痰而又口咽干燥者，即不宜使用生姜、南星、半夏等。

⑥咳嗽痰稠，不宜人参填补胸膈之气。如属肺弱而必用人参者，可以沙参代之。又必肺气有余者，始用牛子、兜铃、桑皮等泻药。

⑦悬饮虽可用十枣汤，但下后中焦受劫者，不可与也。利药损脾者，反增痰患云。

〔附录〕之二：**略谈暑热卫生各方**

（1）暑天疲劳汗出伤气，身热神烦，更兼感冒者，可用下方：

杏仁、苍术、桑叶、白芷、银花、连翘、粉葛、通草、薄荷。

干热无汗加：香薷，去银花、桑叶。

口渴甚者加：滑石、甘草、芦根。

（2）夏月暑湿混杂为患者，病如感冒，或寒或热，口舌白腻，胸闷不饥，或兼腹痛身痛、头痛、尿涩，可用：

藿香正气散：藿香、紫苏、白芷、大腹皮、茯苓、白术、陈皮、半夏曲、厚朴、桔梗、甘草、姜、枣。或加木瓜。

（3）伏暑：暑天已过，以前所受热邪，伏于脏腑，至秋或冬，仍发生伏暑之患。身倦神昏，头重吐泻，口渴尿赤等等。可用：

十味香薷饮：香薷、人参、陈皮、白术、茯苓、木瓜、厚朴、扁豆、炒黄耆、甘草，水煎冷服。

（4）夏月伤暑，纯属火盛者。症见寒热头痛，口渴喜凉，胸闷身痛，状若伤寒；又如伤食，倦怠烦燥，大热大汗，息粗类喘，脉洪或数。主用：

白虎汤，以泻肺胃热蒸。

生脉散，为虚者生津。

轻症切起，可用：生荷叶边、生丝瓜皮、西瓜皮、生扁豆花、鲜芦根、六一散，煎服。

无汗干热者，再加香薷。

（5）霍乱可用：

香薷饮：香薷、茯苓、扁豆、厚朴、甘草。可治一切暑毒、岚瘴、霍乱、烦闷吐泻。

另附小方：

①丝瓜叶1斤，同白霜盐梅子1个并核捣破，新汲泉水和白开水，冷热相合调服。

②扁豆叶、粟米壳，捣和煎饮。

③大小便不通者：取田螺3枚，和入食盐3分捣烂，摊贴脐下1寸。

（6）痧症：即俗称不吐不泻之干霍乱。突起腹痛头痛，心中恶逆，痞硬，口干，尿短，四肢麻木或搐搦，身体高热或清冷。可用：

六一散，加大蒜同捣，再加干黄牛粪同煎饮之。

（7）生冷所伤，腹痛吐泻（含痢疾）：

可用吴茱萸、藿香、木香、苍术、神曲、车前子、萝卜子。

痢症之夹食夹气者，主用：平胃散，随证加药。

时气痢疾坠痛，可用：吴茱萸、黄连、枳壳、木香、白芍、朱苓、升麻、地榆、神曲。

（8）禁忌：暑天服药，不可耗气伤津，注意十滴水、仁丹丸，不可多服。生冷少进。忌吃胡椒、生姜，发痧闷困，不可吃米汤。

〔附录〕之三：先后二天气血补泻分用方例

（1）先天：肝肾乙癸同源，水火相济。温肝凉胆，固肾潜阳。过燥劫者必渴阴津，过凉腻者又伤真火，而反助其阴霾。必使水火毋太过不及之偏，乃为阴阳协调之本。肝肾乃先天元气、精气元神之基础，当以养金生水，而益血，为第一要义。去瘀者兼以活络，固本者勿碍循环，并顾督脉，勿犯呆补堵塞之嫌。

阴阳分别用方大意：

①气分：真武汤、四逆汤、金匮肾气丸。

②血分：四物汤、四逆汤、知柏八味丸。

肺肾合治者：《金匮》麦门冬汤。

肝经气郁者：小柴胡汤、逍遥散、温胆汤、四逆散。

肝络血瘀者：桃核承气汤、当归芍药散。

血虚而寒者：当归生姜羊肉汤、当归四逆散、胶艾汤、《内经》四乌贼骨—芦茹（茜草）丸。

（2）后天：脾宜升而畏湿，思虑太过必伤脾。胃宜降而喜和，饥饱皆损胃。脾胃为后天之本，当以温导培土而化其气，升阳者慎用辛香，通利者免妨冲任；总之先重调和。

阴阳分别用方大意：

①气分：香砂六君子汤、理中汤、归脾汤。

②血分：大小建中汤、复脉汤。

偏于实证之凉泻方剂：白虎汤、竹叶石膏汤、生脉散。

气血兼泻之猛剂：三承气汤。

木邪克土者：戊己丸（连、芍、吴萸）。

（3）全体气血双补方：十全大补汤、人参养荣汤、《金匮》薯蓣丸。

人身之元气，在肺与脾。人身之元阳与真阴，又均在肾命水火同居之地，二者倘有剥削，终赖后天之谷气以资生之，此薯蓣丸之所以注重于肺脾肾三经也。

第二章 儿科

1. 初生口噤不乳（俗名噤风天吊）

曾遇幼婴口噤，录用此方，灌之有效：蝉蜕、全蝎，共研细末，乳汁调灌之，即能吮乳。

2. 脐风（即破伤风）

余遇脐风幼婴，尝用世医所传：寒热不同两方，附录备采：

寒证：《医宗金鉴》治脐风初起、呵欠、喷嚏、啼哭无泪，须用表解者：

玉真散：白芷、南星、天麻、羌活、防风、白附子、蝉衣。

热证：《幼幼集成》治面目鼻准均黄，或面赤、溲便并阻，宜清火者：

沆瀣丹：熟大黄、滑石、川芎、条芩、黄柏、连翘、薄荷、槟榔、枳壳、黑丑牛。

〔按〕此病因初生断脐时，被风冷及水湿秽浊浸入脐内所致。儿生三至六七日内，吮乳口松，眼角眉心，现出黄色，继而牙关紧闭，舌强唇缩，溲便俱阻。甚者面色发青，呼吸急促，手足搐痉，渐至不救，所谓黄色下至承浆主死也。于发现各症之初，急施十三灯火最效。按穴为：囟门、眉心、人中、承浆，两手少商，脐周六穴，脐心一穴，共十三处。

3. 胎毒、丹疹、赤游风、头疮

余治胎毒丹疹，不论采用何方，先须以豆豉浓煎，喂吞三五口，诸毒自下，且能助消化也。豆豉经蒸晒制成，能升能降能散，更由血达气而解郁宣浊云。

丹疹外治：浮萍煎洗，以其为湿热蒸气所化；或借杨柳花絮落水而生，可入营分以消滞结耳。热疹用浮萍蒸过焙干，牛蒡子酒煮晒干，炒研各1两，薄荷汤调服一二钱。

一切丹毒、百方不治者：用油菜捣敷，或取汁为饮（油菜子即芸苔子）。

赤游风：野菊花、野葡萄根，共捣取汁涂之即消。有脓泡者，用芒硝频拭丹上。

小儿头疮难愈方：荆芥、葱头，煎洗拔毒外出。或腊月猪油半生半熟，和雄黄、轻粉于洗头后搽上，再以白炭烧红淬水中，乘热洗之，常用必验。

4. 风疹（俗称风团）

小儿常患风团，余用气血表里兼治甚验，附方于下：

（1）玉屏风散：黄耆用皮、当归、连翘、山楂炭、枫球子、神曲、红糖。

（2）防风通圣散加味：皂角、白藓皮、苦参、薄荷、豨莶草、秦艽、升麻、苍耳子、蛇蜕（焙）、合通圣散原方，头煎温服；二煎加葱白捣泡洗疮。

（3）防风通圣散加红曲米微炒同煎。外煮苦楝子树皮、枫球子洗疮。

〔按〕此病为血热不润，肝风侮脾，其间亦有夹湿痰食积者，表里同病，三焦俱实，故宜以加味防风通圣散泻之。

【附】外治湿疹搔痒有黄水及癣疮方：芦荟1两、甘草5钱，研末，先以温水洗拭，敷药便瘥。

5. 腮腺炎（痄腮，亦名兜腮风或抱耳风）

初起恶寒发热，脉沉数，耳前后肿痛，内及腮龈均隐隐作红色，肿痛将退时，睾丸忽胀，此多误于发表，体虚邪因内陷厥阴脉络，盖耳后为少阳胆经部位，肝脉络于前阴，故见胆肝表里相传之症，不可作疝气治之。

实而热者：甘桔汤（甘草、桔梗）加牛蒡、丹皮、当归、芍药之属。

体虚者：甘桔汤加首乌、玉竹、丹皮、当归。且须救阴以回津液，养元以生真气，俾邪毒从肿处发透，主用《汪文绮会心录》之方：

救阴保元汤：黑豆、熟地、麦冬、丹皮、山药、南沙参、炙黄耆、炙甘草。

6. 惊风（痉误呼作惊）

分急慢两种：暑风（暑痉）与慢脾风（慢惊）。

（1）急惊实证（乙型脑炎）

小学某男生，冒暑痰迷，昏搐狂叫，溺赤粪结，气急脉弦，此因风痰闭窍，热郁心肝，即近代所称乙型脑炎也。投清熄风痰药，再剂痊愈。此取轻散凉泻（切忌藿香丸温药），与热邪深入阴分伤液者不同，故不必大小定风珠、三甲复脉等滋降沉重，入下搜邪也。深浅之殊，尤当注意。

处方：桑叶、白菊、栀仁、天麻、天竺黄、菖蒲、郁金、竹叶、瓜蒌皮、钩藤、羚角、六一散。

〔按〕暑痉与前章内科时疫叶天士治法合参，及霍乱蚕屎汤合看均可。

又十岁郑氏女孩，暑天发热不退，大渴口焦，哭时无泪，烦躁不眠，四肢僵硬，幼科专家均作惊风论治，势濒于危。按脉浮数滑大，此暑风也。忌投疏泄窜散药品。急用下方：

处方：沙参、苡米、花粉、扁豆、银花、石斛、天竺黄、竹叶、丝瓜翠衣、滑石、甘草，调地浆水煎服。三啜而平，三剂痊愈。

〔按〕此案为暑风轻症，故从气分治之。如头痛抽搐，齿咬作声，昏迷高热，势极危险者，即属温邪入脑的流行乙型脑炎重证，又必以辛凉清气开窍透邪各药治之。合看方书，暑温痉厥一类的记载便知。大致从叶天士、吴鞠通、王孟英所述为主要。又本编内科时疫暴发中之清瘟败毒饮，亦可救急云。

（2）慢惊虚证（慢脾风）

小儿脾弱吐泻，风痰阻络发搐之候，良方颇多。余曾采用《世传幼科》绝胜丸药，以琥珀人参双养气血者，至为准确，不断服之有验。

琥珀丸（后论夜啼条附方之琥珀丸，亦主慢惊）：人参、琥珀、天竺黄、茯神、山药、白莲肉、甘草、硃砂（外衣）、胆南星、全蝎（焙）、姜汁，蜜和捣丸如鼠屎大，每3钱分三次作一天量。

【附】小儿惊风救误数条（摘自《谢映庐医案》）：

①伤风：乳孩太阳伤风，鼻塞咳嗽，原属小恙，若用药过汗，疏风利水降气杂投，必成筋急痉厥，漏汗不止；恶风小便难，四肢屈伸不利（太阳发汗遂漏不止），此时亡阳甚易。救逆方法，当进桂枝附子汤，以补心肾之阳，兼缓筋脉之急，而两和营卫。倘徒事惊风，终难救济，深究仲景六经大义者，当可知之。

②伤寒、夹食：小孩患此，常见软弱困倦，晕热肢厥，唇燥溺短，甚至目珠上窜，既无汗下之因，又非吐泻之后，此系新寒外入，食浊内停，亦表亦里，既当开散表邪，又宜推泻里郁，在阴阳疑似之间，必先攻后和，而诸逆始解，切不可误以阴凝寒厥，徒施灯火及附桂、姜、麝，急治致变；只先服炒盐泡水，随进四逆散、木香槟榔丸可愈。

（又）桃李瓜果成积，以致食不得入，吐泻，腹硬作痛，四肢厥冷，大便不通者，可用：左金丸、四逆散合方加元明粉主之。

③风热痰气，内外均实：小儿内外均实，三焦表里不和，风热痰气合病之抽掣烦扰，俗称惊风。医家惯用：柴、陈、枳、桔、芩、连、牛黄、麝香、苏合香、抱龙丸辛燥等药，不仅未能泻热化痰，反而激动风火。欲使风从上解，热从下出，分清表里，则气畅而痰亦自消，唯防风通圣散一帖可应。

④虚阳外越，津陷内焦：哑科肢强口噤，角弓反张，牙曳气促，虚阳外越，津血内焦，发热呕泻，尿涩烦扰，此因疫邪传胃，可用协热下利之葛根芩连汤，再合小柴胡去半夏姜枣，加花粉必效。

⑤热疟类似惊风：夏禹铸有热疟类似惊风之说，一为热甚神昏，露睛困卧，一为体肥痰甚，高热神迷，目窜上视，汗出略醒。其余另有疟痢例证，均主：

清脾饮：青、陈皮、厚朴、柴胡、黄芩、茯苓、白术、甘草、草果、生姜。一方加槟榔。

热甚阴伤再加：麦冬、知母。

7. 小儿麻痹（痿痹、瘫痪）

每见四肢麻痹患儿，尝苦无法可治。既觉痿软，又觉颤挛，不能行动。如审定病由筋骨虚弱而成者（并非风寒湿痹、关节壅肿），即可做《张氏医通》改定之方法：金刚丸、虎骨四斤丸、济生续断丸三合制剂收效。

金刚丸：萆薢、杜仲、肉苁蓉、菟丝子，张氏加入山药、人参、山茱萸、鹿胎、紫河车。

虎骨四斤丸：虎骨、木瓜、天麻、牛膝、附片、肉苁蓉。

济生续断丸：川芎、当归、续断、橘红、干姜、桂枝心、半夏、炙甘草。

〔按〕内科中风条后附通治之瘫痪荣花散可参。

8. 百日咳（顿咳、鹭鸶咳）

小孩百日咳，亦名百晬嗽、顿咳等，病常缠绵，喘咳不停，面目浮肿，口渴咽干，发热脉数。主用：

麻杏石甘汤加桔梗：麻黄、杏仁、石膏、甘草、桔梗。此方对支气管炎喘息及白喉初起，卒然瘖哑，可通治之。

【附】小方：

（1）大蒜去皮入热水瓶中泡一宿，加冰糖溶化，服三、五次有效。

（2）白前（一味），有其特效。

9. 小儿肺炎

多见于冬春两季，高热烦咳，鼻煽、涕泪均闭，自汗或无汗，此属风温入肺，而与感冒相混。但无清涕自流，且舌黄面赤唇焦，小便黄短也。热盛伤阴，必见大热，昏迷目窜，肢搐或肢厥，面紫转为凶证，由表入里，由气及血。首用轻清外解，切忌辛凉重剂，反致引邪内入，必见热升，炽入营内，耗津液，始投泄热解毒，且须于辛凉中，稍佐甘寒为妥，此所谓辛凉泄表，甘寒保津耳。

〔按〕前内科肺炎及附录之一咳喘问答，宜并参之。

10. 霍乱

族侄九龄，发热口渴，间以吐泻。儿科医与柴葛解肌汤，病本暑邪，投以风药，遂致肢搐，张目不语。余为主王孟英清凉化浊之蚕屎汤而痊。

蚕矢汤：蚕砂、苡米、木瓜、半夏曲、吴茱萸、黄连、山栀皮、白通草。

另以麻黄泡水，炒大豆黄卷，和地浆水煎服。

11. 悬痈（上腭疮）：可与后条夜啼合看。

曾见初生小婴，上腭脓肿，俗名鹤顶疽。审视喉腭肿塞，舌缩难伸，必用银针刺破患处，泻出毒涎；再以淡盐汤洗口消毒，隔日一次，或取牛口涎涂之，调渗药末亦可。

一字散（《证治准绳》）：硃砂、硼砂、龙脑、朴硝，各1分研和，蜜搽干渗均可。

〔按〕验方有用没食子、甘草治小儿鹅口疮者，与此方略同。

12. 夜啼（多啼不住）

某富室小孩岁半，夜啼不止，服药反剧，渐至昼夜少休，除突然大哭之外，凡携抱抚按，大小便等，更悲啼色变，或声暗如瘖。半月以来，医无良策。旋以口疮糜溃，就诊于余，由乳母指出痛啼，原属口腔内患，前时疏忽，故失早治云。查验口疮，仅在龈腭喉头之上部，肿凸豆大一点，黏白贴亮，干肿晶莹，四周模糊不爽，然难决断病源。乃仿朱丹溪对不易吞药者，改投糖球含咽之例，嘱以线扎小棉球，拖长线尾一根于球外，蒸浸甘草白蜜中，令儿含吮，昼夜不停，任其嚼弄，如法行之，腐屑渐脱，啼声渐稀，病家高兴，求为主方根治。遂书一帖，并嘱斟酌衣食及户牖环闭、清洁等护理方法，庶免酿成灾疢。盖所谓口疮者，乃喂食糯米黏糕、留滞固结之陈迹，愈哭愈见干燥成形如胶贴肉，得糖球缓缓圆转以涤去之，其患乃失。此由人多手杂，爱护太娇，有乖清洁卫生安详合理之处，如此反害小孩，毫不自觉，口疮伪病，人实造成，勉为处方，不过消食利气而已。如此多啼不住，故不能以蝉蜕、灯花、安神各药收效也。

处方：橘饼、鸡蛋壳（焙）、慈茹粉、芡实粉、酒药子，同蒸化如饧，酌加冰糖，随服。

【附方】

（1）蝉花止啼散：风热适用。

蝉蜕7只，用下半截研末（上半截无效），以薄荷汤入酒少许调服。

（2）尪羸喜哭绝胜琥珀丸（《先醒斋医学广笔记》）：

小儿每哭气绝，绝而复甦，甦而再犯不已者，此丸有效。兼治慢脾风。

琥珀、白莲肉、人参、甘草各3钱，天竺黄、茯神、胆星各2钱，砵砂外衣，碾蜜成丸，每服1钱，桂元汤下。

13. 疳疾

小儿诸疳常见，脾虚肝亢者为多，湿热生虫者亦有之。余得一总治方极验，但必按所有兼证加配各药。

（1）五疳散：黄土、生姜汁、酒蜜拌黄连，各等分，加使君子、酒芍、木香，同煎分次服。血积加丹参、麦曲。

又五疳潮热、肚胀、发焦，不可用大黄伤胃，但用下方：

五灵脂1两、胡黄连5钱，研细末，将雄猪胆汁和丸如黍米大，每服二十丸，米饮下。

（2）小儿诸疳，遍身或头面生疮发烂发热者。

外用方：取蒸饭甑蓬上四周滴下之汽水（以干布围甑更易取得），涂疮上约三、四次可见瘥。

（3）疳癫饼：大虾蟆，按去蟾酥（眉心中水汁），微火煅干以脆为度，研成粉末，每末若干重量，加入炒黄麦麸若干，再加红曲、红糖，和匀炒干任服。不用他药，久用自痊。

（4）走马牙疳：

走马牙疳百验丹：黄连（不犯铁）、蝎子（焙）、蚕茧壳（焙）、明矾（煅）、五谷虫（粪蛆有尾者瓦上焙）、人中白（焙）、冰片，研末，先以米泔漱口，吹药或敷牙根烂处，有起死回生之力。

14. 青筋症（腹大青筋，即疳劳血蛊之类）

余幼曾随萧老竺岚习外科，未竟其术，仍得丹炉秘奥，如儿科化脾丹者，对男妇老幼之积滞成疴各病，应验如神。

化脾丹：旧饭甑蓖箍或盖、黄牛鼻卷，各一具焙研细末，再入下列各药熬膏。

青果并核三十枚煨研，大麦芽、大黑豆芽各3升，用板栗壳及阴干的辣蓼枝并根（开紫红花者）各斤半，煎水浸上述三味药两昼夜，再煎水泡浸土茯苓（去皮）三、四斤不等，又加：

萝卜兜、陈砖土（水泡飞过）、左盘龙（鸽粪焙过）、鲤鱼鳞（焙）、雄黄、炙全蝎、炮炒穿山甲各1两、花椒衣3钱、大虾蟆3只捣焙透存性，共研成末，筛过冲服，每次2钱，兑砂糖服。

15. 虫症

小儿虫症常见，但虫咬心痛，面青，口吐白沫之危证较少，可用：扁蓄十斤，水半石，煎至一斗，去渣，再煎令如饧，隔宿停食，空心服1升，其虫即下，仍继服之。

16. 脱肛不收

偶遇脱肛不收，可取田鳅鱼（泥鳅）大者五、六条，清水漂净，同冰糖1两，纳入壶中半日，泥鳅自死，其色化赤，去渣取汁，涂肛门并纳入之，脱肛即愈。

〔按〕可参妇科子宫脱垂后附方：水蚁子。

17. 误吞针铁

偶遇误吞针者，急救可用：剥新炭皮，研细末，调入稀粥食之。以能裹铁随大便而出，较慈菇化积和生吞虾蟆眼睛引针外出者，更为有效，以火能克金故也。见《苏沈良方》。

〔附录〕之一：小儿发热各证的外用敷药一览

（1）感冒寒闭，无汗发热：

葱汁、苏叶、白芷、姜汁，包布蒸热，外揉胸背头额、手足弯及掌心、脚心，令得微汗。

（2）春温夏暑、午后热度渐高：

芭蕉汁、杏仁、滑石、竹沥、薄荷、蚯蚓，捣敷囟门、后脑、脐部，药干再涣用。

（3）夏月伤风、鼻塞、目赤、有汗发热：

麻黄根节研末，杂宫粉于皮肤上扑之，或以少许嗤鼻取嚏。

（4）时行瘟疫、热毒、身痒、起瘼、大渴、暴衄、无汗高热：

水泡生大豆皮卷、水上浮萍、荷叶汁、人中黄、泉井内青苔，捣和敷贴背脊。

（5）小儿诸疳，遍身或头面生疮、发烂发热：

取蒸饭甑上四周滴下之汽水涂疮上。

（6）一切皮肤发热：

苦参、郁李根、李树皮叶、菖蒲煎浴。

（7）饮食内积、四肢及腹部蒸热：

酒药子、元明粉、白芥子、红曲米，共捣和，干搽脐心，或水调敷贴肚上。

（8）肝风内热，气急肢搐、四肢如蒸：

青黛粉、大青叶、生桑根白皮、全蝎、蚕砂，捣和蒸熟，略加童便，布包擦胸、背、手足膝弯。

（9）风痰昏搐、高热不退：

蟑螂粪、生葛藤、瓜蒌，人中白、石燕、莱菔子、鸡蛋白，同捣和匀，敷贴胸膛并两手脉际，作圈形围绕以布扎之。

（10）虚热往来不定，时高时低，吐泻自汗，或黄昏入夜，更觉浇如爝炭：

吴茱萸，研末，盐水和醋拌炒，敷两足心。

〔附录〕之二：摘录恽铁樵有关惊风各说（见《保赤新书》）

（1）恽铁樵主治小儿热性惊风，首举看法四条：

①唇动、舌尖舐唇、唇舌干绛、面色青、手指冷、啼哭无泪、目光异常。

②手握有力，食指与拇指相附着作交叉式。

③眼白睛发红，红筋出现在巩膜之上。

④人王部（面中央鼻两旁）隐见青色、指尖发冷。

惊风将作，必于发热中，出现以上四项症状。急宜发汗解肌，清热凉血，用葛根、芩、连、薄荷、芦根、生地等药。无汗者，亦可稍用麻黄，汗出热解，可免后患。若不清透，则热灼神经，变成肝胆胃肠，以及腺体热淫之燎然大祸，陡发抽搐，又应于上述方中加酒炒龙胆草二、三分以泻之；但必伴归身、生地，养血为稳。

热灼神经，上燔入脑，项强反折，又主以熄风镇痉之僵蚕、全蝎；至重者，必须蕲蛇、蜈蚣，中病即止，不可多用；以虫毒疏风，仍有燥血之弊也。又大黄、芒硝，不可轻易恣投，羚羊只利于脑膜炎，泻伐过猛，总非一般惊症所宜。

（2）略述三方：

①一般发热，指头瞤动，寐中惊跳，此为惊风前兆。主证唇红舌绛，鼻旁微青，手微凉，有汗，急宜退热。主用：

葛根芩连汤，加龙胆草。

②已见惊风抽搐者，或不发热，而目光有异征，神气不活泼，亦须照惊风已成法治之。

处方如蝎尾、天麻、胆草、防风、知母、独活、当归、薄荷、生地之类。不用麝香。

③发热神昏、抽搐、项反折、后脑瘫，此系脑脊髓膜炎证，主下方：

处方：乌犀尖3分，蝎尾2分，龙胆草、鲜生地、薄荷、防风、川连3分，独活。可加羚羊角。

〔附录〕之三：麻疹用方略记

麻疹基本用方，分宣透法、清解法、养阴法三项如下，另列虚阳外越一条：

（1）宣透第一：促使疹毒外透，不宜退热，恣用寒凉，以免蕴遏延迟不出之弊。但宣透又分为辛平宣透及辛温宣透两个方法。

①如麻疹表证较重，舌苔白腻，嗽声重浊者，主用葛根解肌汤：葛根、荆芥、连翘、蝉蜕、牛子、前胡、木通、赤芍、甘草。若合用辛温者，即于上方内加麻黄、苏叶，助其发汗透疹。

②假若气候较热，病儿汗多、舌黄、热象较多者，则另须辛凉宣透，主用：银翘散加减，乃为无弊。

（2）清解第二：疹毒化热，燔灼气分，更及于伤津者，多数造成内陷闭厥之危，宜包括甘凉清热和甘寒苦寒解毒等方法。分为：

①气分法：竹叶石膏汤、麻杏石甘汤、葛根芩连汤。

②血分法：犀角地黄汤、安宫牛黄丸、紫雪丹、普济消毒饮去升麻、柴胡等。

（3）养阴第三：

①一般余热，午后潮热，及诸肺胃阴伤现象，均宜下方：沙参麦冬汤，加石斛、元参、青蒿、鳖甲等味。

②如深入肝肾和心脏血管之患，主用大定风珠：白芍、阿胶、龟板、地黄、麻仁、五味子、牡蛎、麦冬、鳖甲、甘草、鸡子黄。

（4）虚阳第四：弱质小儿，疹不透达，或初疹即没，面白唇青，气促鼻煽，腹泻肢冷，濒于内闭外脱者，便不适用以上治疹各例，必须扶阳祛邪，大致投以：生脉散、附子龙牡救逆汤加减。

【附】幼科保赤赋

（根据族曾叔祖乐生老医订传抄本，再加修笺注，附为按语。）

儿科有证，脸色堪凭。保赤子以深心，披热肠而置腹。呱呱徒泣，彼幼弱兮何知！懵懵谁怜，我良医也须慎！

（按）小儿新生为乳子，又曰牙儿。满月至一岁为婴儿。一至三岁为幼儿。三至七岁为小儿。七八岁为龆龀（换牙童年）。九岁为童子。十岁为稚子。小儿之病比大人者更须慎重，四诊以望色为先，故首述之。

端昂方正，五体以头为尊，精彩光明，一面惟神是主。

（按）凡婴儿看头面，先察颅囟为要。诀曰：囟门青筋，脉虚不荣。囟门常陷，滑泄便便。囟门肿起，风痰不止。囟门久冷，吐利清清。囟门虚软，癫痫不免。囟门扁阔，暴泄易脱。囟门歪长，风作即亡。囟门连额，惊风屡得。颅囟未充，寒热易攻。颅囟缓收，胎气不周。颅囟动跃，神气昏弱。颅囟宽大，受疾恐怕。颅囟未合，筋骨软薄。大抵囟门各症，虚多实少。即如填囟一项，虽云实火熏蒸，然亦有因寒而得者，说见填囟本条。

天庭应心观离火，紫赤热剧，可喜者红黄。承浆通肾测坎阴，黑暗寒深，最宜者光润。左颊属木，风盛色青，火动胆肝则赤。右颊属金，气衰色白，风乘肠肺则青。舌系心苗，根联肾部。鼻司脾土，孔涉肺宫。土荣于唇，疮肿则火炽。木华于眼，光射则神强。牙床探胃肠，紫肿破疼金土热。肾窍开耳齿，痛聋疏缺血精伤。颈伸无力，阳气已亏，则头颅倾倒，体倦少神，元精将竭，而形色晦枯。年寿（鼻准）紫鲜，火湿侵金脓血甚。山根青黑，风寒贼土滞疼多。风气二池似黄泥，土亏木胜。左右两颊如青黛，气弱风乘。风门在耳前，青为风，黑主寒疝。眉梢名方广，光则吉，暗必忧危。

（按）古法：直鼻上下候五脏，夹鼻两旁候六腑。又鼻候肺，目候肝，舌候心，唇候脾，耳候肾，皮候大小肠，肉候胃，爪候胆，腠理候三焦膀胱。其肝青、心赤、肺白、肾黑、脾黄者，是名脏之气色也。然气随症变，有时并不一定：如忽然青黑主痛，忽然赤者主热，忽然白者主冷，忽然黄者主积。凡诸色上行者病进，其下行如云散者主病减欲已；色从外走内，为病从表入里；从内走外，则当从里出表云。又按部位是一看法，不拘部位亦是一看法。又小儿啼叫动作，及大人携抱凉暖不同，饮食饥饱，房中喧静各节，皆可令病孩形色异常，均宜细认。

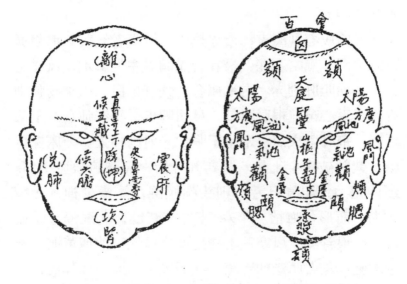

牙床肿突号重龈，龈宣息露牙疳发。腭皮肿掀称重腭，喜睡黄痰胃积多。

（按）肿龈、重腭、口疮、鹅口白、马牙等，皆脾胃浊毒蕴热所成，但用药不可太凉。牙疳溃延唇口甚急者，为走马牙疳凶症，外科用黄连、人中白、蚕茧壳、全蝎、明矾、五谷虫同炒（忌铁），加冰片研末敷之有效，名百验丹。

头缝不合谓解颅，只因肾髓怯。囟门肿高曰填囟，亦缘实火蒸。

（按）头缝不合与囟门下陷，皆为髓虚；如属髓热，则必见头皮光急，日见长大矣。但热肿多见柔软；倘属寒凝气聚，又必肿而坚硬。倘系乳母夜睡，鼻近儿头，吹其囟门者，则见脑痛，囟肿，鼻塞不乳，病变百出，宜细审之，不可谓囟肿尽为热症。

小舌生舌根，重舌多火。肿硬填满口，木舌必清。

（按）脾热上盛，毒附舌根，叠为重舌。心热炎蒸，毒注舌尖，硬为木舌。两症均属热痰，但亦有因瘀或风痰者，不可不知。

眼备五行，疾则血弱兼风热。项名天柱，倾则肺风或气虚。朱雀贯双瞳，火居水位。青龙达四白，木入金乡。白珠淡黄，脾困气衰。黑珠纯黄，水亏凶证。白珠深黄，肺郁湿热。瞳人无彩，发燥髓干。大角烂，大肠风火；上皮红肿脾热。小角破，小肠湿热；下皮青暗胃寒。目勇视而转睛，手如数物，血弱兼肝火。目窜看而直视，面若涂硃，水干心胃烧。

（按）精神皆寄于目。睛明者无病，晦小或见诸不正之色者，随症辨明。开目为阳，闭目为阴；脾病无精，肾虚赤暗等等。至于勇视转睛，鱼目猫眼，多不可救。半开半闭，则脾虚也。

舌伸不语心热迷。风痰则嘶喉咬齿。舌弄口疮脾火积，虚寒则撮口抵唇。

（按）不语有风、痰、热三因，喉齿各症亦同此例。弄舌为心脾两虚，大病后最忌此症。其或弛张不收者，名曰吐舌，间有心脾积热而成者。口疮多热，亦有虚火血虚及寒性者，宜各审定之。撮口与脐风无异，但不仅见于七日以内，如四肢冷而口出白沫者难救。凡小儿百二十日内外，有眼闭、口噤、嚏少、舌泡、口沫、便闭、不吮乳者，即名噤风。又初生乳子口疮，俗名鹅口白，初生时唇上正中起小泡如珠者，俗名变蒸，又名螳螂子，不作病论。

鼻准惨黄脾虚，红燥者火灼。人中黄晦胃湿，平满者凶多。头毛作穗血脉微，黑掩太阳莫救。囟门成坑精气乏，青遮目角难医。

（按）鼻准人中，看后天之虚实。以鼻孔不润无涕者最危。头毛囟额，看先天之气候，发枯色晦及惨白者，皆属不祥。

耳虚气逆则鸣，暴聋赤肿胆肾火。齿肿燥疼为热，生迟黄黑血精亏。肿痛聤耳火兼风。肾败则两耳枯黑。流涎滞颐水侮土，胃热则双颐肿红。

（按）于耳齿颐三部分寒热。黄脓为聤耳，红脓为脓耳，白脓为缠耳，疳臭为伍耳，青脓虚鸣为震耳。聤耳为湿；脓耳血热；缠耳肺虚；伍耳经隧气逆，痈臭为心肾不通；震耳系胆络出水，各有致病之源，不可拘执一说。齿颐亦各有寒热之不同。

面目虚浮，脾肺虚寒腹胀喘。青筋克土，肚大足小疳积虫。面红目直睡多惊，肝虚血热风痰搐。面青唇撮眉频蹙。胃寒腹痛哭声雄。

（按）腹中胀痛，因湿、因寒、因积、因虫、因热、因瘀血、因气滞、因肝风、因中恶、因肠痈，其因不一。总之，挟热必面赤肛热，四肢手足心皆热；如挟冷而痛，又必面青唇白，手足冷，爪甲青也。

舌黑为热，润滑虚寒，枯燥实火。舌赤为佳，紫肿心热，淡白阳虚。

（按）凡小儿舌干、舌白、舌燥、舌腻、舌黄、舌肿、舌赤均主大便不爽。其或赤焦黄裂，或芒刺出血者，乃为热极阳毒也。久患泄利、舌黑而润者，不可认为热证，实上焦虚热之故。舌疮心脾有热，舌卷主惊。

唇如漆黑胃将倾，淡红寒呕焦紫火。口频撮扯脾宫湿，向左肝风向右痰。鼻塞声重肺多风，热则枯黑寒清涕。目眩头旋肝有热，虚则眵胶火硬干。

（按）唇乃脾胃之窍，故中宫寒热虚实，均可于此处察之。鼻为肺窍，以之察肺。目为肝窍，以之察肝。但两眉之间，另有看法：两眉红色主惊啼；山根青黑主惊、主风、主滞、主痛。青筋横络眼上胞者、多凶。眼胞浮肿，主脾虚咳泄。黑睛多者曰胎实，白睛多者曰胎瘦。目呈淡黄，病愈之兆。

形白肌羸，吐清水而肚痛，虫兼寒湿。口苦胆热，大便臭而腹痛，脾损食伤。

（按）沈氏歌括云：

腹痛腹胀，病属中宫。脏气相击，邪正交攻。

夹寒夹热，症各不同。曰食曰积，壅滞胃胸。

有虚有实，其故宜穷。二病之因，各以类从。

先详腹痛，势若攻冲。脾虚气冷，胃虚呕忡。

虚火面黄，实热面红。食积便臭，虫积沫溢。

肝木乘脾，两胁恫恫。寒水侮土，泻利重重。

脾气下陷，坠重而疼。脾土克肾，少腹如舂。

盘肠内吊，腰曲疼胸。啼干唇黑，病由肝风。

亦有锁肚，坚硬如铜。口撮面青，初生沌蒙。

此二大证，患之实凶。以上种种，务通其中。

次详腹胀，痞气填衷。闷乱喘满，下则倥侗。

不喘虚痞，误下疲癃。土虚及肺，目胞腮肿。

或缘痰食，或缘热烘。或因寒滞，黄瘦其躬。

丁奚哺露，无辜病丛。审其根源，毋俾病隆。

或补或泻，务令其松。莫作等闲，用拯幼童。

（丁奚哺露即蛔虫咬心而吐）

再察形之肥瘦枯光，能知吉凶虚实。细审舌之白黄白滑，便识表里阴阳。

（按）幼儿舌苗，多有一层白薄苔面，此非病征。苔厚而腻为腐垢，光滑乃为虚热，光刺为谷气不充。舌质红紫溃烂经久不愈，宜防舌疳险症。

伤寒则脊强头疼，伸缩就暖周身热。伤风则鼻壅气喘，咳烦出汗四体蒸。

（按）小儿伤寒，男体重面黄，女面赤喘急憎寒，皆觉口中气热，呵欠顿闷，项急。伤风则昏睡口中气热，呵欠顿闷，兼惊悸气喘，此大略也。但表邪外闭为热，热盛生风，最易发搐。他如斑疹初发，亦类风寒，必以耳尻肢冷为分辨。

或胃热湿痰，必通面赤紫。苟肝风怔悸，定满脸青蓝。似橘之黄，脾弱食伤而吐利。如煤之黑，寒同恶中而逆传。又赤又青，风火成瘛疭。乍黄乍白，积疳损肺脾。青黑相兼，冷风头旋腹痛。白红并见，虚热气耗金伤。

（按）黄赤为热，青白黑为风、为寒、为痛，此常法也。若论相兼而见者，大都赤而兼紫为热，赤兼青为风热，赤兼白又为风中虚热。两颊鲜红或作或止者，必是戴阳之证。黄兼赤者亦为热。纯黄为湿，或积聚疳泄。黄兼青为木克土。黄兼白为脾虚有寒。白虽主寒，亦主气脱或血损。白兼青主泄泻慢惊。黑主阴寒厥逆。紫而黑者，血瘀而痛，或火极反似水象，当细察之。

呵欠连绵，阴阳交引兮哮嗽。疰痢吐泄，风热食停兮痛号。手心似灼内伤，手背如蒸外感。

（按）手背烧来外感明，内伤烧掌并五心。十指热时多寒滞，五指俱冷痛和惊。两手中指梢头冷，即防麻痘症来侵。手足甲青心痛别，手足甲黑是绝筋。指上若有红丝缕，手心发赤命难生。手掌近腕名坎位，此处色黑祸灾临。手心指甲忌花白，三关另察寅卯辰。手开撒者慢惊症，手握拳者急惊形。气虚发热手足冷，血虚发热手足温。

坐卧喜冷而身热燥啼，汗漏渴烦多内热。怀抱欲温而喉鸣嗽涕，腹疼厥逆必中寒。常欲俯眠，火焚肺胃。不能吮乳，热郁心脾。

（按）俯眠亦有因胸腹痛者，不尽因火。不吮乳除口舌喉痛之外，尚有食滞、痰滞、胃冷等项，寒热之辨，宜以口气热与不热分之。

爱看灯火，心烦闷热，惯吃泥土，胃热疳痨。

（按）爱灯好奇，如躁啼不寐，见灯而啼止躁宁者，多属心神不安。吃泥为脾虚，但寒热不一耳。疳痨二字分两症：俗称十六岁前病为疳疾，十六岁后病为痨。热疳病多在外，头鼻赤痒、烦热、卧地是也。冷疳病多在内，利下无常、肢软、目肿是也。又有一种躁渴卧地之冷疳，惟不食兼滑泄，不可错认作热疳。其有泻血、瘦弱、寒热兼见者，则属冷热疳。大抵疳病皆体虚使然，热者虚中之热，冷者虚中之冷，积者虚中之积，虫者虚中所生之虫；此热冷积虫四者，均不可过凉、过温、过攻伐，以损脾胃也。又有魃病，儿饮有孕之乳而成，形发枯消，此与乳汁不足，强喂粥食伤脾成疳者，有一饱一馁之别。除五脏疳症之外，更有所谓：蛔疳、脊疳、脑疳、干疳、疳渴、疳泻、疳痢、疳肿、疳疮、疳热、疳气、疳痨、丁奚哺露、走马牙疳、无辜疳等，名目不一，而治法不离调理脾胃，最忌生冷肥腻；初用清热和中分利，次则疏补化运，此一定之理耳。若初起即与苦寒杀虫，不甚合法。

寒湿表里壅，则冷热交作。风痰肝肺客，则呕恶难安。

（按）寒热交作，有因邪在半表半里成疟者，人尽知之。有因寒与湿混，湿凝痰郁为热者，人不知也。呕恶因积滞伤脾者，人皆知之。又有因水饮风痰停聚而伤肺脏，或肝气上逆者，人不知也，故特及之。

喘气硬气岂无由，虚火实火伤肝肺。重舌木舌原有故，风寒风热积心脾。

（按）热喘气粗急而热，两鼻孔煽。虚喘呼吸不匀，出多于入，痰涌气急，但觉呼吸艰难。风寒伤肺之喘，必兼疾咳，喉中作声。另有百晬嗽、顿咳数十声不能转气者，此属疫症，故亦名天哮呛，最为难治；但过百日以外，自然减退。硬气系胸喉梗塞而痛，本症极少，惟肝风挟热者间有之。又有五硬、头颈手足强直如木者，乃肝风肺闭之疾，故喘与硬并论之。舌症详前不赘。

龟背肾膀风，郁于骨髓内。鸡胸肝胃火，乘于肺膈间。

（按）鸡胸龟背，古称龟胸龟背，或系乳母多食辛热，贻毒于儿；或系寒客皮毛，内合于肺，喘咳所致。在前胸高突起，在后督虚伛偻云。

胎弱胎黄，虚实两头分治。

（按）五迟五软为胎弱，头、项、四肢、肌肉、唇、口，皆感发育不全，形近瘫痪；又名胎怯或白痴。胎黄湿热亦初生所见，与黄疸相类，其治亦同。

无皮闭眼，贻留有毒须知。

（按）小儿生下无皮或眼闭，须防梅毒及胎中贻热所致。

腹大项细号丁奚，盖因脾羸气惫。翻食吐蛔为哺露，治宜益土扶元。

（按）丁奚取伶仃之义，哺露为吐症之一，此皆无辜一类之疳疾见证。

癣疥诸疮，因湿热或因寒湿。癫痫狂症，是痰饮或是火风。

（按）癣疥丹疮，宜分寒热及在肺、在脾、在血脉，风湿热毒，何者为重论治。小儿癫痫，无非风痰郁热惊骇而成，病在心胞络、肝、脾各脏。阳痫仆地多仰，身热抽叫而脉浮，其治尚易。阴痫厥冷、不啼不搐、脉沉或伏，其治甚难。沈氏释谜歌曰：仆地作声，醒吐痰涎，异于惊疼，痫症名传。小儿脆弱，血脉未全。乳哺失慎，客气干连。风痰惊食，乃痫之原。风为外感；痰系内缘；不内不外，惊食是专。症之所属，心肝脾焉。古痫有五，五脏殊看。马鸣心病，羊叫属肝，鸡痫肺部，猪痫肾残，牛痫脾土，声似则然。五脏五色，面部斑斑。岂竟确切，如是实烦。先调血脉，顺气豁痰，脾舒肝静，痼疾自安。肢冷皮热，别其阴阳，真诠已得，勿等泛常。

肛脱下陷气虚，湿热则粪枯壅闭。溺黄痛涩心热，阳虚则冷浊清长。

（按）气虚下陷，宜用升提，湿热脱肛，宣清导浊。溺黄为热，长白为虚，如溺后变为米泔浓白之状者，为脾虚食滞。清浊不分，涩痛由肝不疏泄。点滴许久仍不止者，又属肝肾内虚。

茎肿而疼，膀胱有寒湿。闻声而悸，胆肝少血津。

（按）小儿阳茎肾囊红肿光亮木痛等症多见，因寒湿在膀胱，或寒气入肝肾络脉，乃瘀蓄怒气所发，并不限寒湿一门也；此症应察有无尿床。当以升提，培土或收缩膀胱，固敛肾气，分别审治之。如闻声而悸，似专指肝胆，但应视心脏有无病症。

夜啼不寐审实虚，自利肠鸣分冷热。况啼有干湿之异，声有轻重之殊；气壮者语雄，若虚则怯；肝实者泪热，若冷则寒。

（按）儿科泄利均如大人，夜啼分寒热及惊扰；痛刺不安，客忤中恶，必唇青惊跳，脐冷或硬。在胎中受冷或哺乳不节，邪正争击，腹痛䐜胀，蹙气而啼者，谓之䐜啼，治以温中。

病后声塌肾已颓，嗽久音失肺将痿。

（按）听声之法：粗重为实，轻缓为虚，嘹亮而长者善，沉重而浊者病；急者主惊之痛，塞者主痰主寒；火发叫狂，寒重颤哑。呵欠者，知其困而病将进，鸦声无还音者，知其不治。不大啼哭，其声啾唧者，知其必夭。

痉由寒湿而生，病分虚实。瘛缘风痰而发，症别阴阳。

（按）世称角弓反张为痉，手足蠕动为瘛疭，头目仰视为天吊，仆地作声为痫。又分急惊、慢惊等等。后人竟以痉为惊，以惊风看作筋病，故此篇特表明痉由寒湿，而有虚实之分。本《内经》诸痉强直，皆属于湿，及《金匮》痉湿同门之义，全不以风字示人。再者，《内经》言脾病善瘛，是指脾湿土郁、木气不舒；《金匮》言痉属太阳，是指病由外寒而起。土居四季之末，凡风寒暑湿燥火五者，皆得兼之，故六淫皆可致痉。湿归中央脾土之乡，凡三阴三阳各经，亦皆可病痉。因六淫而致者为实，系本脏自发者为虚，误下而成者，亦为气虚。

小儿神怯受惊之客忤痉，亦属气虚，误汗者而血虚，诸亡血伤津而致者，亦属血虚，此其大略也。

月内马牙，腭内龈根挑碎骨。十三灯火，三朝七日看脐风。

（按）牙龈上生出小白硬点，俗呼马牙，以银针挑破，外涂青黛、人中白、冰片自愈。如在初生时，三朝和七天以内，从眼边鼻准发黄，直至承浆，即不可救。先以脐风灯火淬之，即囟门、眉心、人中、承浆、两手少商穴、脐心、脐轮，共十三处。

火丹一周，缠喉片刻。

（按）周岁前后，易患丹毒，俗呼赤游丹，药用清血败毒。缠喉风，一息不至，滴水不入，命悬呼吸之间，以透关散：雄黄、皂荚、藜芦、白矾、全蝎，研末，用药一字吹入鼻孔，吐出毒涎可救。

风温麻疹，法宜宣透肺经，疫疠天花，虚实总关脾胃。

（按）在冬春之季，发生麻痘，均由天行时气和温疫传染成灾。麻疹及水痘、瘾疹，均各有顺逆。初起尚未见点之前，一般症状，均与伤风感冒，无大区别；麻疹表证更重，当以清解宣透法治之。天花痘险，治宜气血双重。

总之，外感各邪，暑湿风寒易袭。至于内伤诸候，心肝脾肺多因。

（按）外感单指四项者，六淫中火统于暑，燥则本近于寒，其标仍统于暑。内伤单指四脏者，五脏惟肾不能伤，伤则难治耳。

病未流连，速攻休误。疴方沉痼，缓补莫伤。褓裸未妥，但调其母。匍匐不快，当顾其元。纵有难生之证，惟是尽力而医。欲立起死之功，当具通玄之妙，阐发轩歧窍奥，吐来灵府珠玑！完全儿女天真，凿破医门锁钥。百诊莫滋，将济人于靡既也。一诚保赤，愿寿世其无穷乎！

（按）小儿诸病，肝脾二经居多。肝只有余，有余者，病气实也，似重而反易治。脾防不足，不足者，元气之虚也，似轻而难治。又寒热虚实，可于外证观察，而尽识之。如足胫冷、腹虚胀、粪色清、吐乳不食、眼睛青、面黯或白、脉微沉者，此内虚而寒，忌投凉药也。若胫热、腮红、大便闭、小便赤、舌燥、睛赤、口渴喜凉饮、气上急、脉洪滑者，此内有实热也，忌投温药。

【附】保赤赋有关要症选方

（1）不乳

①调中汤（《颅囟经》）：治诸疳热攻心肺、气急，昼夜有汗，日渐羸瘦，不吃乳。

柴胡、茯苓、人参、木香、桂心、大黄（煨）、枳壳（炒）、炙草、鳖甲（醋炙），各等分为末，蜜丸梧子大，每岁2丸，至5岁3丸，热水下。

②吐乳方（《幼幼新书》）：莲心（焙）7枚、丁香3粒、人参3分，用研乳汁浸，令儿吮食。

（2）解颅

①乌附膏（孙一奎）：治解颅。

细辛、桂心各5钱，干姜7钱，为末，乳汁调敷囟上，干再易之，俟儿面赤则愈。准绳方之乌附膏：用川乌、附子各5钱，生捣雄黄，共研生葱和捣，再煮作膏贴患处。

②地黄丸（孙一奎）：治颅解不合，肾元不足或项软者。

六味地黄丸去泽泻，加人参、鹿茸为丸。

（3）口疮

①五福化毒丹（钱乙）：指疮疹余毒上攻口齿、躁烦、咽干、口舌生疮等症。

生熟地黄各5两，元参、天冬、麦冬各3两，甘草2两，青黛两半，右为末入青黛炼蜜丸如鸡头大，每用半丸或1丸，水化，食后服。

②泻黄散〔泻脾散〕（钱乙）：治脾热弄舌。

藿香叶7钱、栀仁1钱、石膏5钱、甘草3两、防风4两（焙），右同剉蜜酒微炒为末，每服2钱，水煎。

③千金重舌方：黄柏、竹沥，浸一宿，点舌上。

④桔梗汤（《拔萃良方》）：治热肿喉痹。

桔梗、连翘、山栀、薄荷、黄芩、甘草各5分，每次用药末1钱煎服。

（4）急漫惊风

①凉惊圆（钱乙）：治惊痫。

龙胆草、防风、青黛各3钱，钩藤2钱，黄连5钱，牛黄、麝香、龙脑各1字，面糊丸粟米大，每服3~5丸，金银花汤下。

②逐寒荡惊汤（《福幼编》）：治小儿吐泻，误服寒冷转为慢惊者。

胡椒、炮姜、肉桂各1钱，丁香10粒，研末以灶心土3两煮水，澄清煎药灌之，接服理中汤等。

（5）鸡胸、龟背

①百合丹（宽气化痰丸）（孙一奎）：治鸡胸、肺胃实热者。

大黄（煨）、天冬、杏仁、百合、木通、桑白皮、葶苈、石膏、右末蜜丸绿豆大，每服5丸，白汤临睡服。

②枳壳防风丸（同上）：治龟背。

枳壳、防风、独活、前胡、麻黄、当归、大黄（煨）各1钱，面糊丸黍米大，米饮下。

（6）诸疳

①益黄散〔补脾散〕（钱乙）：治脾疳腹大身瘦。

陈皮1两，丁香2钱（一本作木香），诃子（煨）、青皮、炙草各5钱，右为末，3岁小儿1钱半，水煎，食前服。

②史君子丸（钱乙）：治脏腑虚滑、疳瘦、下利、腹胀、不乳，常服安虫、补胃、消疳肥肌。

厚朴（姜汁涂焙）、炙草、诃子（半生半熟）、青黛各半两，陈皮1分，史君子肉1两，右为末，蜜丸如鸡头大，每1丸米饮化下。百日内1岁下者半丸，乳汁化下。（兼惊及带热泄用青黛，若但疳瘆，则不用之。）

③布袋丸（《沈氏尊生书》）：治诸疳面黄、腹大、饮食不润肌膏。

夜明砂、芜荑、史君子各2两，白术、甘草、茯苓、人参、芦荟各5钱，右末蒸饼为丸弹子大，每1丸以生绢袋盛用猪精肉2两，同入瓦罐煮极烂，让儿食肉饮汁，其药取起悬于风处，次日再用。

第三章　妇科

1. 子宫炎

子宫炎症，为现代妇科西法检查而确诊之名称。症状则月经挛痛，及不调或带下等，可与尿道各项淋沥夹血，和热入血室同参。余遇此症，处方如下，多能见效。

荡宫丹：蒲公英、生地、白芍、地榆、忍冬藤、白茅根、延胡索、五灵脂、香附子、甘松。

2. 子宫脱垂

妇人气陷胕脱，治验常难，而病者求医常见。余于研究中得稍效方法：

（1）脱陷保宫汤：升麻、黄耆、防风、白芷、柴胡、白芍、当归、川芎、蒲公英、桔梗、地肤子、葱白，煎服。

又黑豆子令发芽，任煎服之，可益肾气。

（2）外用方：

①小蓟、地骨皮、马齿苋、车前草、煎洗每日1次，并及前阴一切痛痒均佳。

②秋茄根，烧存性研末，麻油调透，或芙蓉花同捣，纸卷成条，纳入阴道，一日一换。

③蓖麻子仁，和枯矾少许捣溶，以软棉蘸托纳入阴

户，再将蓖麻子仁十余粒研膏涂顶心，随用草心刺入患者鼻中使嚏，子宫即上。

以上外治方，均可加入熊胆、儿茶、冰片。

④子宫下垂与脱肛简方：

a. 五倍子、枳壳、乌梅，煎洗。不论寒热何症，均可见效。

b. 田地上自生水蚁子草，不拘多少，加五加皮、枳壳各少许，熬水服，煎熏洗，慢慢将肛门或子宫送上，多用几次见效。

3. 子宫癌、阴疮

魏妇久患经带、崩漏及阴疮等病，延至四十余岁，始经医院确诊为三期子宫颈癌，胞溃出血，屡用火攻杀菌，直犯灸灼耗阴之弊，又经攻毒腐蚀劫药坐导，及汤散丹丸补泻杂投，病势转剧，前后二阴坠掣不停，大小二便均被逼灼痛出血如漏，疼痛痠热牵及大腹、胃、肋、乳腰各部，乃进中药失笑散、芍药甘草汤加：三七、琥珀、蒲公英、桑白炭、地榆等，略有松减；但难经久维持，常见反覆。迩来长夏炎蒸，津气两竭，烦躁渐甚，且见肾区灼痛一点，按之有痛。此癌毒症，本由先天八脉同患症结，坚顽不易剔除，补正则凝，搜邪不及，无已，则补中寓泻，似觉无妨。因仿〔魏玉璜〕肝虚腰痛之一贯煎（沙参、麦冬、生地、当归、川楝子、地骨皮代枸杞子，再加荔核、鳖甲、柴胡、木瓜、白芍、丹皮、甘草，重用夏枯草），日煎一帖进之，幸得一时微效，继究下方以竟其功。

（1）宣导灭癌汤：新制试用，可治子宫炎毒各症，气血双结、出血疼坠、生疮腐溃者。

白芍、生地、丹皮、当归、桃仁、苦参、贝母、白芷、槐花、茯苓、炮甲珠、五灵脂、蒲黄、乳香、柴胡、皂角刺、车前仁、血余炭、败酱草、阿胶、金银花藤（君药）。

（2）子宫癌外敷方：红苋菜、小鳖鱼各4两，同捣如泥，用纱布托兜在阴户外，一日一换。

〔按〕子宫癌瘤各症，中医文献中无明确指载的病名，大约可归纳到癥瘕、带下、崩漏中合并研究。阴疮、菌挺、茄核等，均属此类。多产妇人年在四、五十岁者易患之。在初期并无显著症状，只觉月经不调，经常白带增多，或并发痛经等患而已。至第二期亦名中期，少腹烦刺，白带黏臭，运动劳累及房后，就发现阴道流血，时患血崩，崩后又复带下不止，消瘦神疲、肢痿、性躁、面肿花白、子宫流出红白黏液或五色并呈。三期癌症，腰腹腿均痠痛，小便失禁，前后谷道间有麻辣痠坠抽痛刺激的感觉，此为晚期出血，或不出血之坚结顽固之病。癌细胞迁延感染四达不拘，每致尿中潴毒，血络凝瘀，一切内部各病并发，消耗无已，末期治愈率很低，大约延年最长不过三、五年而已。本病成因，与冲任和肝脾关系最大，瘀积胞中，必成恶性肿块或腐溃放血。早期治疗，是比较好办的。再按男子多泄，女子多闭，阴火内陷，精滞气结，又或经行未尽，产后未复，违理积寒，血室耗伤，恶液留阻，发为癥瘕内患，治当利气行血，弗损脾胃为宜。

【附】

（1）除瘤四物汤：防止病毒转移及穿破出血。

四物汤加：番木鳖、紫荆皮、夏枯草、尖贝母、桃仁、元胡索、穿山甲、琥珀、桑白皮、熊胆、血竭、青皮、神曲，煎服。

（2）阴疮内痛频出浊液浸洗方：皂角、大黄、五灵脂、海金砂、桃仁、牛膝、瞿麦、蒲黄、南星、川楝树根皮、瓦楞子、忍冬藤、丹皮、血竭、土瓜根、土贝母、当归须、马勃、延胡索、贯众、罂粟花、猪胆汁、没石子、车前草，廿四味浓煎，每天浸一、二次。

（3）外敷少腹通尿消肿方：苦参、扁蓄、白茅根、蚤休（草河车）、丑牛、芒硝、红花、冰片，共研末，韭菜汁调敷。

4. 阴蚀、滴虫

余见阴蚀滴虫患者，多由不洁引起，可用内外法调治。

（1）阴蚀散：黄花地丁、紫花地丁、瓦楞子、忍冬藤、土贝母、夏枯草、白茅根、海金砂、川牛膝、元参、生甘草。

（2）外治方：桃树叶捣烂，绵裹纳阴户，一日一换，三日有效。

又猪肝生切成条，蘸花椒末，纳入子户，隔宿取出，再以葱白、五倍子、苦参、白矾，煎洗亦佳。

5. 痛经、月事不调

月事不调，血气作痛，妇科常见，选用下列诸方：

（1）少腹逐瘀汤：治多年痛经有验，临时或先一二日服至月经净后为止。可兼治不妊之有瘀积者。

小茴香、炮姜、元胡索、当归、川芎、官桂皮、赤芍、蒲黄、五灵脂。

（2）气血郁痛验方：

①温白丸（《奇效良方》）：治气血结痛、连年困惫腹中诸疾。

人参、柴胡、川乌（泡）各钱半，菖蒲、皂角、吴萸、紫菀、桔梗各1钱，茯苓、厚朴各3钱，川椒衣、黄连、肉桂各5分，生姜3片，巴豆炒焦1粒，蜜丸梧子大，每服3丸。

②加味五积散：治同上。

五积散去麻黄、桔梗，加琥珀、艾叶、吴萸、木香、小茴、归尾、香附、元胡索、苏梗；再加仙传冲和膏，研散酒冲缓服，并治经闭。

③仙传冲和膏：治经痛经闭。（见前内科偏正头

风条）

（3）三神丸：可化浊利水。

盐炒荜拨，和蒲黄、都梁香（兰草），共捣蜜丸，吞服。

（4）坤顺丹：调经、种子、胎产百病通用。

当归、白芍、羌活各2两，广木香6钱，益母草12两，研蜜和酒丸为每粒2钱服用。

（5）紫石英丸（《许叔微类证普济本事方》）：治经水乍多乍少，或前或后，腹痛等。

紫石英、炮乌头、川杜仲、禹余粮、远志肉、桑寄生、泽泻、龙骨、当归、桂心、肉苁蓉、五味子、煅牡蛎、炮姜、川椒衣、人参、石斛、甘草。研末蜜丸如梧子大，每服二十丸，食前米饮下。

〔按〕经水之患，阴乘于阳，则胞寒气阻，血不运行，所谓天寒地冻，滴水凝冰，故在月后而行甚少。若阳乘于阴，则血流散溢，所谓天暑地热，经水沸溢，故在月前而行甚多。此方平其阴阳，使各不相乘，故验。

6. 闭经

妇女经闭，不拘壮少，有久不通行，面色黄瘦，唇白目青，腹胀成块，肚上青筋隆起，腿胫木肿，头闷心慌，影响生活甚大。更有室女闭经成痨者。方法虽多，不易收效。余习用桃花片瓣、桃树根、紫竹根、牛蒡根、野茶树兜、马鞭草、牛膝、覆盆子根、蓬藟（与覆盆子略同)、菝葜(金刚藤亦名狗公刺之兜),剉细各1斤,水煮去渣,再以文火熬令如饧;用时再加蒲黄、三七、沉香末各少许,每日二次酒调1匙,服之有效。此系民间单方,与韭子、蛸皮、当归、灵脂各三、四两,浸泡黄酒五、六两,临时分用一股加水煎服者,效力相同。

(1)经闭虚证用方:(兼参卷尾补附"经常汤")。

①鸡泽益母汤(宋名医《妇科医要》名香草汤):鸡血藤、泽兰、益母草、香附子、柏子仁、当归、川芎,煎兑红糖服。

②良方柏子仁丸:心气不得下降者有效,因下降则经必通矣。

柏子仁、牛膝、生地、续断、泽兰、卷柏,蜜丸。

③琥珀丸:当归、莪术、乌药、琥珀,蜜丸。

④验方:经闭一年亦效。

麻仁2升、桃仁2两,研匀酒浸一宿,日服1升。

(2)经闭实证外用方:通经下取丸(只用一次)。

血竭、乳香、没药、儿茶、葱白各5分,巴豆、蝼蛄(土狗)各3件不捣,以巴豆、蝼蛄伴炒诸药令焦,去巴豆与蝼蛄,和米饭十余粒合捣为丸,棉裹3层,粗线扎住,纳入子宫3寸,俟一句钟久取出。霸道攻药,不可屡投久用。

(3)其他验方:

①牛蒡子、白芥子，同蒸，再浸入酒中三、五日去渣服酒，酌量试用。

②桂枝茯苓丸，加白茅根、车前子、木蠹（蝤蛴）、穿山甲，煎服。

7. 经漏、血崩

经漏不止，在老年气血两虚者，不当纯赖补涩，当作败血论治。用过山龙（茜草），胎发灰投之极效。余常拟养血散瘀提气综合出方，屡获良验云。

（1）处方一：阿胶、蒲黄炭、白茅根、侧柏叶、地榆炭、荆芥炭、白芍、生地、蜜黄耆、条芩、茜草、乌贼骨、胎发灰。

（2）处方二（崩应膏）：黄耆、当归、生地、白芍、地榆、代赭石、炮姜，醋炒香附、黄芩（重用）、百草霜、桑白皮炭、贯仲炭、大小蓟、白茅根、藕节、乌梅炭。

（3）良方固经丸：龟板（君药）、黄柏、黄芩、香附、白芍、樗根皮炭，童便兑煎。

（4）崩中经验方：百草霜、香附炭、阿胶、伏龙肝、代赭石、黑豆子，煎服略兑童便。

（5）十灰散（《证治准绳》）：治下血不止。

大黄、木贼、棕榈皮、侧柏叶、艾叶、鲫鱼鳞、鲤鱼鳞、血余炭、当归、干漆少许，各随火化存性，冲服2钱。

（6）经水不止方：白芍、香附子、醋炒艾叶、黄柏，水煎。

（7）傅青主老妇止崩汤：生地、黄耆、当归、桑叶、三七，二剂止血，四剂收效。再加：青莱菔汁、白糖炖温，陆续进服3至7日更好。

（8）热崩奇效四物汤：四物汤加阿胶、艾叶，重用黄芩，剉碎煎用。经水暴下者，只用四物汤加：黄芩、黄连、蒲黄、桑白皮、藕皮、乌梅、百草霜，煎服亦佳。

〔按〕经闭乃运化无权，宜略升散，所谓和肝健胃，令谷气内充，始能化生阴液也。可用小柴胡汤加导气、化痰、助消化、理血等药。

崩漏，乃郁热妄行，宜补涩兼凉，所谓泻火滋水，火清则水津四布，而血不崩矣。可用知柏地黄汤加：竹茹炭、女贞子、覆盆子、乌贼骨、阿胶等药。附方如下：

①血崩与经闭两症通用方：

a. 玉仙散（《奇效良方》）：香附炭、白芍各1两，甘草3钱，研末。血崩竹叶汤下或米饮下。经闭加：姜汁炒当归木通汤下。

b. 交感丹合降气汤（《洪氏集验方》）：

交感丹：香附炒黄，用茯神研蜜丸。

降气汤：香附、茯神、甘草，水煎，吞送交感丹。

两方合用，可悟血随气行之理。有交心肾而转旋水火二气之良能，养血调气，久服自效。

②经闭与出血相间方：益血煎（师传）。

四物汤加味：通经加炒山甲、蒲黄、大小蓟。止血加百草霜、柏叶炭、甘草。各服3剂。

③血伤胕损、少腹常痛、崩带及经水不调通治方：

a. 麒麟竭汤（《奇效良方》）加味：麒麟竭、黄柏、地榆、赤芍、禹余粮、合欢皮、白茅花、生地、荷叶、益母草、蒲公英、甘草节。

b. 化毒解痛方：

小金丹：乳香、没药、地龙、番木鳖、白胶香、草乌头、当归、五灵脂、麝香、墨炭，等分制丸。每日吞3~5分。子宫伤痛，救急偶用之。

c. 验方（《实验新本草》）：棉花树根煎服。此药能助子宫力量，善治闭经及月水不调、催生、下胎衣等。

8. 血尿成淋

某新农妇与姑嫂三人，秋日晒谷入仓后，均受湿热郁伤阴血，致成尿血淋沥之痼。其始不肯告人，自采田边野菊、香薷、车前草、芦根合煎共饮生效。惟新妇于经来不慎，继患淋痛不休，自购成药藿香正气丸服后反剧；医投八正散利之，反致点滴不通，又时如溃脓自溢，臭秽不净。他医更作疝气，误投辛散燥烈，或作癥瘕，再投桂枝茯苓丸、桃核承气汤等。夹旬以来，肌错齿黑，大便不通，而肛肠下脱，羞恚欲死矣。诊脉芤数，余用护阴和阳法，疏方三帖而痊，盖据清暑益血为主云。

处方：败酱草、白茅根、柏叶炭、鲜石斛、牡丹皮、蒲黄、条芩、生地、赤芍、忍冬藤、大小蓟、蒲公英、马齿苋、芦竹根、甘草梢。

【附方】

（1）《赤水玄珠》当归散：治尿血。

当归、赤芍、生地、大蓟、羚羊角。

（2）生殖器结核方：治血尿因结核所致者。

鲜生地、鲜茅根、鲜小蓟根、侧柏叶、忍冬藤、黄柏、萆薢、黑豆、滑石、棉花子、荔枝核、冬瓜子。

9. 热入血室

女子外感寒热，经水适来，寒在皮肤，热在骨髓，身腹头部均痛，欲嗝不呕，口苦而渴，其脉甚弦，余治以下方收效。

柴胡四物汤主之。或以四物汤去归、芍，加桃仁、泽兰、益母草、青蒿。

10. 转胞不溺

一妇溺赤而艰，腹部胀满，全身疼痛，潮热，目暗耳鸣，脉象浮涩。连易数医，主方未效。余用养血濡筋之秦艽、冬葵子、白茅根、柴胡作小剂进之，乃瘳。

〔按〕转胞不溺，多由气血两陷而成，不可再用渗利。朱丹溪之四物汤、四君子汤、二陈汤三合煎服，并探吐为妙。又有用补中益气汤，吞送六味丸者，为《医贯》法之活用者，皆治虚证也。如遇坚实中之消导损气，以致尿潴、鼓胀、下坠等候，则须消化以开膀胱。余原用蜣螂虫（粪球虫、推屎虫）焙研，合新绛纱煎服奏捷，因制下方备用。

蜣螂导积汤：延胡索、木通、木瓜、佛手柑、郁金、茯苓、苏子、远志、丝瓜络、路路通、鸡内金皮、新绛纱、蜣螂（焙研）兑服。

【附】转胞小便不通方：秦艽、冬葵子，煎饮或研末泡服3钱。

11. 带下

白带患者常见，多属气虚，亦有湿热郁为黄带者。按脉不虚，仍主燥湿利水，兼与宣化中州为是。处方如下：

五苓散加：石燕、禹余粮、黄柏炭、贯众、苍术、升麻。按石燕得土中精气为多，利窍行湿，故疝气和淋痛方中常用之。间有单味贯众一味，白带自除者，实践之验方也。

【附】古人所用带病不同各方

（1）完带汤（傅青主）：从补气化湿主治。

二术、人参、茯苓、山药、陈皮、芥穗、柴胡、白芍、车前仁、甘草。

（2）解带汤（《女科要旨》）：从气血夹瘀主治。

当归、白芍、香附子、茯苓、二术、川芎、丹皮。

（3）清白散（《医宗金鉴》）：从下焦血分虚热、中焦痰饮、寒温兼解主治。

四物汤用生地，加黄柏、贝母、椿根皮炭、炮姜、甘草。

（4）归脾汤、异功散（张景岳、陈修园、程国彭）：从脾主治。

12. 不妊

遇不妊症，常分肥瘦用方，或从调经着手。

（1）启宫丸（验方）：肥人湿壅气塞宜用之。

川芎、香附子、半夏曲、茯苓、陈皮、六神曲、苍术、甘草。

（2）启宫丸加味：瘦人血少宜用之。

启宫丸加：当归、艾叶、芡实、覆盆子、石楠叶。

（3）四物汤加减：血少而热者宜之。

四物汤去川芎，加白薇（君药）、黄柏、天冬、麦冬、丹参、苁蓉、杜仲。

（4）皱血丸（《和剂局方》）：治经水不调，久不受妊。

四物汤去川芎，加甘菊花、小茴香、桂心、元胡索、蒲黄、莪术、牛膝、香附子。

（5）调经养血丸（《万病回春》方）：四物汤加：丹

皮、茯苓、白芷、红花、香附子、干姜、肉桂、半夏曲、元胡索、小茴香、莪术、桃仁、阿胶、没药、甘草。受妊停服。

（6）益母丸（《医学入门》）：治腹有癥瘕、月经不调、久不受孕，服一百日见效。

益母草半斤，当归、白芍、木香各2两，蜜丸。

（7）龙骨散（《千金方》）治不妊十二种病：白带、赤带、经来不利、阴胎（想象妊娠）、五子脏坚（子宫瘤或结核及肿块）、脏癖（疝气、癥瘕等）、阴阳患病痛、内强（子宫卵管增厚和黏连等）、腹寒、脏闭（子宫内膜病气闭阻与处女膜肥厚等）、酸痛（痠痛）、梦交。以上可包括子宫炎、盆腔附件炎等症，炎症不除，自难受孕。

龙骨3两，黄柏、半夏、桂心、干姜各2两，石苇、滑石各1两，代赭石4两，乌贼骨6两，僵蚕五十枚，伏龙肝半斤，共碾，日服3钱。服药3月，受孕停服。寡居及童女未婚者，不可妄服。

13. 保胎

保胎余常用南瓜蒂、梅树皮和枝梗，加入保胎药中同服。

（1）预防早产：

①新定所以载丸（陈修园）：四君子汤去甘草，加桑寄生、杜仲、大枣，捣丸，常服。

②资生丸（缪希雍）：妊娠3月，脾虚呕吐，或胎滑不固，消食止泻，滋养营卫咸宜，平人常服，调中最善。

茯苓、橘红皮、神曲、白莲、山药、炒麦芽各2两，砂仁、芡实、扁豆、山楂、苡米各两半，白术、人参各3两，黄连4钱（姜汁炒）、泽泻3钱半，桔梗、藿香、炙草各5钱，炼蜜丸重2钱，日服2丸，米饮吞送。

（2）外治敷脐方：治惯患小产。

神效膏（验方）：当归、酒炒黄芩、益母草各1两，生地8两，白术、续断、白芍、黄耆、肉苁蓉、甘草各5钱，麻油2斤，浸七日熬膏，加白蜡、黄丹各少许，溶化后再加龙骨粉1两，搅匀成膏。摊布上贴丹田，半月一换，保胎万全。

14. 避妊

避妊应在医生指导下行之为妥。

（1）避妊方：白面曲1升、无灰酒5升，打糊作饼令干，煮2升半，用绢帛滤去渣，分3次服之。即于月经将来前，日午时、夜半及清晨，各服一次，月经照常，可不受妊。

（2）免怀散（《医宗金鉴》）：藏红花、赤芍、归尾、牛膝各2钱，麦芽4钱，芒硝1钱，水煎于房事后服之。

【附】试胎法：大麻秸（胡麻茎）一把烧研成末，开水调服5分，每日二次，用至七日后，不见月经者，定为受胎，否则非孕。

15. 漏胎

胎漏下血不止，应行急救，以免母子均亡。

（1）急救方：鸡蛋去黄，取白十五枚，以好酒搅匀，微火炖如饧状，分数次进服，未瘥再服，酌加阿胶溶兑更妙。

（2）胎动下血方（甄权《药理本草》）：白蜡如鸡卵大1枚，煎服。

16. 妊娠恶阻

妊妇三、四个月，胃逆作呕，内引肝风，每成痉搐，古名子痫，西医名为妊娠中毒或先兆子痫。余采用下方有效。

橘皮竹茹汤加味：橘皮、竹茹、麦冬、木瓜、人参、枇杷叶、藿香、柿蒂。或加：白芍、扁豆、生地、砂仁。安胎颇应，痉痫必加羚羊角。

17. 临产催生

一般催生可用简便方法：

（1）神应煎（《沈氏尊生书》）：滑胎易产催生预服方，治沥浆生最妙。

菜油烧熟，和生姜汁、白蜜、酒酿（酒娘子），同温服2~3匙。体弱者加人参汤兑。体旺者可兑童便服之。

（2）催生方：并用于胞衣不下及死胎当去者，刺蒺藜、贝母各1两5钱为末，米汤下3钱，少顷再服。

【附】切脉知产期法

（1）离经之脉必浮，且两手中指近甲旁有脉络跳动，腹引腰脊均一阵又一阵作痛，眼中生花，即为将产。

（2）夜半子时觉腹痛，来日午刻必生，时间发动推看准此（约十二小时）。

（3）腹痛而腰不痛，本临产也。诊其尺脉转急如切绝转珠而匀者，即产。

18. 难产救逆

偶遇难产，应予救逆。

（1）一般难产通用方（蔡松汀）：黄耆、熟地、归身、枸杞、党参、醋炙龟板、茯苓、白芍、川芎，连服二、三帖，但取头煎用之。

（2）黎峒丸（《血证论》）：原治疮痈、跌损杖刑、痨瘵、小儿惊风、并蛇蝎犬咬圣药。可治难产恶露。

三七、大黄、阿魏、儿茶、竺黄、血竭、乳香、没药、雄黄、羊肉、冰片、麝香、牛黄、藤黄（姜黄），制丸，每服3~5分。

（3）三蜕散：治横生逆产。

蝉蜕、蛇蜕，胎发灰，酒冲服。并于产母右脚小指尖头至阴穴，灸三壮。亦治胞衣不下。

（4）盘肠生单方：治肠出不收。

①枳壳3钱，煎饮。

②皂角末吹鼻令嚏，即收。

③醋半碗加冷水七成调匀，喷产母面上，三喷三收。

（5）双胎一死一活用方：丝瓜1两、甘草2两、东流水10杯，煎至3杯，去滓，入阿胶3两，分三次服，能令生者安、死者出。

19. 产后发热、褥劳（产褥热）

产后虚烦发熟，乃阳随阴散，气血俱亏，若误以为实热，投以凉药，生死反掌。大抵，阴不足者，宜六味地黄，阳不足者，宜桂附八味之类，随证加减之。气血两虚，又宜八珍、十全大补汤等。朱丹溪常主加味逍遥散，以治虚中夹实，余用之亦验。

加味逍遥散：治产后发热、口渴唇裂生疮。

当归、白芍、生地、川芎、干葛、黄芩、麦冬、人参、柴胡、乌梅、甘草。按产后发熟，多属虚寒，惟炮姜加入补药中奇效。

【附】产后感冒：新产外感，鼻塞无汗，喘咳身痛，寒热口苦。按脉虚数兼紧，恶露已尽，可合开表养血去风药投之。

麻黄汤合四物汤，加荆芥穗、益母草。

【附】产后烦热

极验方：禹余粮、甘草，煎饮。按禹余粮除下焦阴浊之邪，尤其对产后阴虚内热有益。

20. 产后中风

曾遇产后中风桂枝证，发热不解，头痛心闷，干呕不食，或如疟状，汗出热解。其脉浮弱，一身尽痛，证属太阳，仍主桂枝汤小汗之，1~2帖即愈。

桂枝汤：桂枝、白芍、炙草、生姜、大枣。兼参《金匮》产后中风、阳旦汤条文。按桂枝汤倍桂加附子为阳旦汤，有云系桂枝加黄芩者，未确。

21. 产后痢疾

某妇暑月新产，初患水泻，口渴尿短，恶心欲吐不食，因恶露持久不净，前医作滞下有积治之，频服香燥苦泻各品，致犯产虚伤胃之戒，遂成痢下纯血、发热、发喘、发呕、发晕、发痉，势濒于危。余为急进如下处方，二帖而安，因知破气下行，及收涩等药，如大黄、芒硝、槟榔、枳壳、诃子、粟壳之害为深也。

处方：人参、当归、白芍、地榆、扁豆、楂炭、红曲、益母草、砂仁、滑石、乳香、没药、乌梅、醋炒升麻。

22. 产后破口伤风

一女子先患血崩，嫁后早产两次，旋值破口伤风之患，牙关紧急，头眩肢挛，骨节疼痛，脉弦。治以升散风痰瘀浊之法，用防风之先辛后甘者生炒各半伴投，为中风及血崩两治专药。

处方：防风（生炒）各半，天南星、蒲公英、童便兑服。

【附】古方万灵药粉：治破伤风。

荆芥、黄蜡、鱼鳔，三味合炒，每服5钱。艾叶3片入酒同泡，燃一炷香久，温下，疗效可靠；但百日内忌食鸡肉。

23.　产后危症

产后尝见危症，宜对症急救之。

（1）产后气喘危急用方：

夺命散：没药、血竭，细研2钱，童便冲服。

（2）产后血晕暴卒：

急灸：会阴、三阴交，各数壮，即甦。

24.　产后恶露不尽

产后恶露不出及出而不尽者，有从痰饮治法，如张子和涌痰行水，可令气血流通之义。余曾仿用见功，拈出于后。

蠲饮六神汤（《女科辑要》）：治恶露不下，兼主闭经。

菖蒲、胆星、橘皮、青皮、旋覆花、茯苓，煎服。如系胎盘残留之恶露不绝，又当用平胃散合生化汤，不可不知。

25.　无乳

初产乳脉不通，服药不应。有老女医传方，用赤小豆煮食一盂，当夜有乳。余适见之，联想催生，下胞衣，以及黄疸、水肿、脚气、肠痛，均主食赤小豆有效者，取其由阴化阳，达火之气，而致水之用，且下行血海，可由心肾小肠络脉以通之之义耳。

按气血虚寒者，又主用当归、黄耆、白芷、丝瓜络矣。又穿山甲、王不留，非可恣用云。

26. 乳疮

余谓乳疮，包括乳吹、乳硬、乳核、乳痈、乳岩、乳疬、乳癖，一切乳痛各病及溃烂言之，皆肝脾血络瘀滞气阻所成也。用方如下：

（1）主用例方：夏枯草、蒲公英、川贝母、瓜蒌皮（四味君药）、山慈菇、紫花地丁、连翘、白芷、金银花、茜草、橘核、皂角刺、青皮、丝瓜络、没药、乳香。

（2）一切乳疮必效散：白芷、贝母，研末酒下。可加当归、川芎、升麻、柴胡。

（3）外敷方：生蒲公英、瓜蒌、丹参、赤芍、青皮、茄子花。

（4）乳痈乳岩方：蟹壳焙研，日服2~3次，温酒调下，每次2钱。

（5）土验方：土楝树根（不用川楝子）、茶树子（不用打油的楂子）、雄鼠粪各3钱，白芷钱半，焙研酒调下，间日一次，自然痛止脓消。未溃乳疮，用活鲫鱼1

条和生山药捣敷之。

按此即洞天救苦丹和季之鲫鱼膏古法：

①季之鲫鱼膏：活鲫鱼肉、生山药同捣，加麝香少许，涂乳核上，七日一换。

②洞天救苦丹：露蜂房中有子者、雄鼠粪、青皮、苦楝子。治乳岩、瘰疬溃烂。

又末卷外科疮疡百毒后软膏可参，瘰疬后消核膏亦可采用。

27. 血厥

某农妇平居无恙，因盛暑劳动汗多，忽然晕倒，目闭口噤，移时乃甦；但发热眩晕，常发不辍。当时脉伏，继转虚浮，颈间动脉跳跃尤甚，此为血少阳气独浮之象，投下列方，休养数日而安。

白薇汤：白薇、白芍、人参、当归、竹茹、木瓜、五味子、稆豆皮、甘草。

【附方】

（1）芎归养荣汤（王肯堂）：治血厥。

四物汤加黄柏、知母、麦冬、竹沥、枸杞、生姜、甘草。

（2）当归煎（王肯堂）：统治女科贫血，去瘀生新。

四物汤加甘草5钱。

（3）羊肉汤（韩祇和）：治产后脱血及伤寒汗下太多，亡阳失血。

当归、白芍、附子、桂枝、龙骨、牡蛎、葱白、生姜、羊肉。

28. 紫癜病

齐氏室女，经事不匀，旋患腰腿遍身紫瘢成块，痒痛焮肿，摸之无疹，搔之有痕，午后烦热，至夜两脚不欲近衣。西医认为红斑性狼疮，治效极缓，数月如常。脉得沉弦，形质丰伟，此热郁血中，应从肝胃论治，主二妙散、四物汤合剂加味投之，数十帖始效。

处方：四物汤改用生地、二妙散（苍术、黄柏）研末兑服。再合煎以下各味：益母草、紫荆皮、桑白皮、忍冬藤、海桐皮、紫草、知母、防己、苦参。

外用：笋箨（竹笋外皮）、爬壁藤，煎洗。

29. 脏燥（癔病）

一妇体力充实，屡患歌哭笑骂无常之证，或者发晕如醉，郁郁欲吐，悲恚终日，反覆无常，曾服甘麦大枣汤及代赭旋覆等无效，余换投大柴胡汤加龙骨、牡蛎、乃安。

30. 痞块

曾得治痞块小方有验，男女可通用之。

（1）百消丸：凡酒食痰气，水痞肿胀，痛块诸积通治之。

黑丑牛2两，炒香附子、五灵脂各1两，研末醋调作小丸如豆，每服二、三十丸，食后生姜水下。

（2）单方：陈葫芦开口灌酒，蒸干，同茅山术研末，晨起米饮下1钱。常服有验。

（3）外贴阿魏膏（《苏沈良方》）：治痞块外用。

羌活、独活、元参、官桂、大黄、白芷、天麻、穿山甲、赤芍、生地、五灵脂、南星各5钱，两头尖（竹节香附）、桃枝、柳枝、红花、甘遂、各3钱，木鳖子二十枚，乱发、鸡卵各1，麻油熬黑，去渣滤清，加入黄丹、芒硝、乳香、没药，再熬令软稠相得，最后调入苏合香、麝香、阿魏各3钱成膏，瓷器收藏，每用两许，摊大红绸上贴之，任其自落。

【附】石痛外用熨法：腹胁痞块，肿满不消，小便不利，用此软消熨法。

商陆根、香附子、大蒜，并捣蒸熟取汁，布包安放患处，昼夜不断，乘热轮换，可使块软而消。

31. 蛊胀

榕城古刹，老尼观在，龆年出家，素无他患，五十绝经以后，渐觉腹胀如箕，气痛便结，延治多时未愈。原因淡素粗食伤脾，气血均阻，积累成症，俗名蛊胀，为处方令常服之。

蛊症丸：大黄、桃仁、贝母、苦参、牛膝、砂仁、元胡索、血竭、沉香、乳香、五灵脂、海藻、当归尾、神曲、葱白汁。另用蟹黄伴生漆少许，待其自化清水，和药捣丸。

【附方】（兼参前条痞块男女通用方）

（1）保安丸：治结块撞心、腹胀胁满。

酒蒸大黄、炮姜、附子各5钱，鳖甲醋煮，米醋捣丸。天明时空腹下1钱。

（2）脂雄丸：雄黄能化血为水，可治痞结。

雄黄2两为末，水飞9度，入新竹筒内，以饼蒸软塞筒口，蒸七次，加粉脂1两，和丸如绿豆大，每服7丸，日三服。

（3）小金丹（成药）：见前经漏条，能化毒解痛，攻坚消瘤。每次吞三五分甚验。

32. 鳖瘕

方书载腹中鳖瘕多种：败血杂病为血鳖，血凝气中为气鳖，酒毒所成为酒鳖。小者如钱，大者如鳖，摆尾摇头，如虫爬鼠窜，上冲咽喉，中附背胁，下蚀肛中，不仅专隐胸腹作块硬痛也。经验用方如下：

（1）《直指方》：芜荑炒煎配合，用暖胃和肝。益血化气各药，乃可杀除病根，徒事雷丸，锡灰之类，反为有害。

（2）《千金方》：女人经闭，脐下坚覆如杯，往来寒热，下痢羸瘦，此为血鳖。

干漆1斤，烧令烟尽，研和生地汁二十斤，煎至可作丸时，制成小粒，每服8分，加减酌用。

33. 阴挺

黄姓女工，三十岁，久婚不妊，体弱色焦，主诉为下腹胀坠刺急，阴户有物，突垂如指大，白带腥臭，尿液短涩，以致步履蹒跚。经妇科检查，认为阴挺。曾用外治导药不痊。诊脉沉滞无力，遂据劳者温之，陷者举之老例，为出补中益气，加利水逐瘀方，数帖而愈。此系症瘕疝气和子宫下脱一类之患，宜升举之。

处方：补中益气汤加瞿麦、青皮、红花、荔枝核、琥珀、元胡索。

外用五倍子、枳壳，煎汤浸洗，以皱其皮。

【附】单方：茄根烧存性为末，油调用纸卷筒入户内，一日一上。

34. 梦交

余曾先后治愈女性讳言之隐疾二次。闺女某姑及新寡三十岁少妇，均以梦交，不肯说明其秘。闺女累病半年，坚持独宿，并按剑床边，若有警戒，由夜半梦呓谈欢，被人从旁推醒，则觉愧深色沮，昼日不与人见，近如白痴，但行动饮食如故而已。新寡病愁形瘦，经闭多时，渐至腹大如孕，呕恶不食。两人均由母姊劝慰，始吐实情，咸疑鬼怪，作祈祷无应。始由乡谊中乞诊于余，并祈代为保密。按其脉象，均呈滑滞两兼，推之转涩转伏，此方书所谓祟脉，理想不解者。乃从心肝脾活血化浊，振阳坚阴，以涤平之。令吞下列成药，另疏一方煎饮而痊。

（1）琥珀多寐丸（成药）：琥珀、党参、茯苓、远志、羚羊角、甘草。

（2）处方（平胃散合震灵丹加味）：

平胃散（《和剂局方》）：厚朴、陈皮、苍术、甘草、姜、枣。

震灵丹（南岳魏夫人）：禹余粮、紫石英、代赭石、赤石脂、乳香、没药、灵脂、硃砂、糯米煮丸。加减下列药：菖蒲、远志、柏子仁、黄柏、麦冬、五味子、雄黄。另用鹿角剉末3钱酒冲服。

35. 其他杂症（少见）

（1）毒药伤胎

妊妇卒然腰腹大痛，胎气下坠，出血不止，牙关紧急，手强握拳，自汗微热，欲吐不吐，目赤唇青，外证恰与中风中恶相似，经了解实为毒药伤胎，因选下方投之。

①处方：扁豆二三两去皮捣末，新汲水调下。甘草、黑豆、淡竹叶，等分煎饮，或葱白浓煎服之。

②小品苧根汤：治腰痛腹坠胎动向下者。

生地、当归、白芍、阿胶、甘草、苧麻根。忌芜荑、海藻。

（2）交接出血可用：

①引精止血汤（傅青主）

人参、茯苓、白术、黄柏、山萸、车前子、炮姜、荆芥炭、芦根、灶心土。

②归脾汤加：炒山栀、仙鹤草。

③生地黄汤：生地、柏叶、黄芩、阿胶、炙甘草。

（3）思欲动火可用：

抑阴煎：生地、黄芩、赤芍、秦艽、柴胡、芙蓉花叶梗一大枝，捣烂同煎服。

〔附录〕之一：古今合理通常可用之方

（一）古方

（1）温经汤（《金匮要略》）：主调经。

丹皮、白芍、当归、吴萸、川芎、甘草、人参、桂枝、阿胶、半夏、麦冬、生姜。温服。

〔按〕此方主治血分虚寒而经不调者，多因半产之虚，而积冷气结，血瘀不去。吴萸、桂枝，温血行瘀，麦冬、阿胶，以补肺气，土以统血，参、甘以补虚，姜、半正脾气，丹皮去标热，名曰温经汤，治其本也。

（2）小牛角䚡散（《千金方》）：主治带下五贲（贲当作崩）：①热病下血；②寒热下血；③经脉未断，房事血漏；④经来举重，任脉受伤下血；⑤产后脏开经利，皆外实内虚之病。

牛角䚡（焙）、鹿茸、禹余粮、当归、炮姜、续断、阿胶、乌贼骨、龙骨、赤小豆（《千金翼》无鹿茸、乌贼骨），右研末，空心服方寸七，日三次。

〔按〕此方主治寒性子宫出血甚宜。为欲推广牛角治崩，特为选出。他如《千金方》之女科八珍丸，治烦躁作渴，女人经病，与后世所用八珍丸相同，从此更知：虚证下血之疗法，应从气血双补，仍不在偏补阴分图功云。

（3）绳墨饮（《医林绳墨方》）：统治经痛带下，兼治全身作痛。

当归、川芎、白芍、丹皮、香附、红花、桂枝、元胡索、青皮。

（二）今方

（1）女金丹（验方）：通治经血各病。

藁本、当归、石脂、白芍、人参、川芎、丹皮、白芷、桂心、茯苓、白术、元胡索、甘草、没药。一方有沉香，一方有香附子。共末蜜丸，每服3钱。初产热醋汤下；妊娠米饮下；子宫冷者，姜汤下；一般妇科杂病酒下，白开水下不拘。

（2）胜金丹（《沈氏尊生书》）：治劳伤半身不遂、崩带、宫冷不育、产后各症、死胎不下均宜。

人参、白芍、川芎、赤芍、丹皮、肉桂、牛膝、茯苓、当归、白薇、藁本，酒浸焙研后，再加：香附、熟地、赤石脂、白石脂、乳香、没药、琥珀、硃砂，炼蜜成丸。

〔按〕旧说有肉桂与赤石脂相反，不宜合用之说，以上二方均觉犯此忌，人多议之。但据实用并无舛异，下方日本中将汤，亦系仿此而出之剂，在我国盛行百余年，均获良效。据此则知俗说所传十八反、十九畏等，原非牢不可破之理论，均待科学的实验证明也。

（3）日本中将汤：与上同治，阴道炎尤甚。

沙参、续断、当归、肉桂、苦参、木香、元胡索、郁金、牛膝、楂炭、赤石脂，同肉蔻霜伴炒，去石脂，留肉蔻、甘草。

（4）日本固本宁坤丸（丹）：治同上方。

人参、山奈、佛手柑、官桂皮、苍术、黄连、黄芩、楠木香、丹皮、香附子、桔梗、茯苓。

（5）将军斩关散（朱南山）：血崩攻破法。

熟大黄炭1钱，蒲黄伴炒阿胶，当归伴谷芽炒各3钱，巴戟、生地、熟地、茯神各3钱，藏红花、三七末各3分，黄耆、白术各钱半，仙鹤草6钱，右研末，红茶汁送服，日三次，各3钱。

（6）黑蒲黄散（陈素庵）：涩血止崩用之。

蒲黄、棕皮炭、血余炭、地榆炭、荆芥炭、醋炒香附子、当归、川芎、丹皮、白芍、阿胶、熟地。用时加减如下：

有热：去归、地、香附，加知母、黄芩、黄连。

有寒：去丹皮、地榆，加人参、白术，或稍加肉桂、附子，引血归经。

肝郁：去当归、熟地，加柴胡、丹皮、山栀、龙胆草。

瘀痛：去阿胶、熟地，加五灵脂、红花。

（7）玉液金丹（成药）补益通行方：为胎产、经、带、崩淋、妇人虚损百病，及疑似妊娠或不妊者之用。

人参、山楂、沉香、阿胶、白莲、大腹皮、山药、川芎、生地、羌活、贝母、枳壳、麦冬、砂仁、苏叶、艾叶、香附子、黄芩、广皮、益母草、木香、当归、黄耆、丹参、白芍、琥珀、续断、茯苓、厚朴、杜仲、菟丝子、沙苑蒺藜、肉苁蓉、血余炭、甘草，炼蜜为丸，辰砂外衣。

〔按〕此方仿《金匮》虚劳风气百疾之薯蓣丸而制出者，以山药、白莲、丹参、茯苓、菟丝为君药，合为卅六味蜜丸，双补脾肾，而伴和气养血，开郁，表里寒热阴阳脉络通调各品，于诸虚百损，慢性疾患，无不凑功云。

【附】如意金丹：取上方药味之半所制成，治同上症。其组成为：

胶艾四物汤、香砂六君子汤去半夏，加黄耆、山药、厚朴、羌活、黄芩、琥珀、益母草。

（8）八制香附饼（丸）：调经通剂气血两和方。

香附子为君，经过八制，配合：当归、熟地、白芍、川芎、红花、川连、半夏、秦艽、丹皮、青皮，捣饼或丸用。制法如下：

米泔水浸3日（制燥并引令入胃），酒炒令干（通行三焦），三用醋炒（入肝），四用童便炒（咸寒入血下行），五用杜仲水炒（使达腰膝），经五制后，分三份伴入后加药中同炒为八制次序。一份用藏红花炒（行瘀），一份用川连汁炒（清热），一份用半夏汁炒（豁痰），再与四物汤配合，兼筹并顾各味，以助调畅之功能，用于月经，可称圣药，每服3钱，淡盐汤下。

（9）精括万灵丹：统治女人百损、经水不调不通、崩、带、胎、产、半产、催生、救逆、脉症均虚者。

八珍汤加：茺蔚子、香附子、卷柏、防风、泽兰叶、元胡索，煎兑盐醋童便服。

〔按〕此即《和剂局方》大圣万安散合《沈氏尊生书》滋阴百补丸而组成之方。

（10）自制方剂：

①经常汤：升降脾胃，调畅八脉，由寻常闭阻不顺，诸方失效时，通治月事停止，获验无比。

归脾汤去枣仁、甘草、大枣；五苓散去白术，换苍术，加泽兰、益母草、麦芽、升麻、柴胡、穿山甲。如属阴亏脉细者，兼有枯燥各症，此方去升麻、柴胡、泽兰、二术，改加鳖甲、石燕、桑白皮、白茅根、乌贼骨投之。

②崩应膏：治一切下损子宫出血。见前经漏条处

方二。

【附】仙鹤草单服，为肺、胃肠、痔、子宫等出血之强壮收敛药。

③通应丸：治瘀血作痛。

当归、五灵脂各半斤，良姜8钱，神曲、百草霜各3两，田三七、大黄各1两，研和作片。

④绛灵丹：治经闭、经迟、经痛、经块通用。

十大功劳、鸡血藤、丹参各5两，炒黄耆4两，合欢皮、柏子仁、红曲米（炒）、神曲各3两，茜草、仙茅、陈皮、元胡索各两半，良姜、苏梗、楂炭各1两，蒲黄、远志、香附子、牛膝、柴胡各5钱，南星、桔梗、木通、海金砂、三七、桃仁各3钱，研末，每冲服1钱，日三次。

⑤加味橘皮竹茹汤：治妊娠恶阻（见前）。

⑥通症丸：化毒止痛急救方。

五灵脂、乳香、没药各4两，元胡索两半，百草霜两半，琥珀1两，木瓜2两，甘草8钱，巴豆霜1钱，制丸如粟米大，每服2分，日二次。

⑦除瘤四物汤：治肿瘤。见前子宫癌附方。

⑧慈妙丹：癌瘤坐药。

生龟板、生地（焙）、当归、元参（焙）、猪苓、独活、白藓皮、马鞭草、夏枯草、活血莲、泽兰叶、车前仁、蛇床子、炒山栀、黄柏炭、夜明砂、血见愁（地

锦、血竭可代）、油菜子各2两，南星、橘核、刺猬皮
（焙）、蛇蜕（焙）、芜荑、桃仁、马勃、蒲黄、白石脂、
白蜡（最后入药）各1两，琥珀两半，番木鳖、石榴皮、
葶苈子、小茴香、白芷、白芨、山柰、乳香、没药各7
钱，炮山甲、炉甘石、五倍子、芒硝、蜗牛（焙）、罂
粟壳、枯矾、银珠、冰片、蚯蚓（焙）、灯芯灰各5钱，
熊胆8钱，急性子、水蛭（焙）各1钱，蟾酥钱半，硇砂
8分。最后加入各药：鳝鱼头（焙）2两，驴子粪（五灵
脂可代）焙1两，小麦秆炭（百草霜可代）10两，筛过
研和蓖麻油，或凤仙花杆子压汁伴匀，黏纱布上卷筒插
入，隔宿一换。

　　〔附录〕之二：**望诊述要**

　　四诊以望色为第一，应分观气色与察形质两者为
重，兹就望部位、活看法及总看法三项分述如下：

　　（一）望部位

　　从气色和形质两方面分别检查。气色不限于头面各
部，凡肢体上下盈虚皆属之；形质不限于肥瘦硬软，凡
五官四肢、三焦九窍、皮肉筋骨毛发皆属之。①发肤爪
甲；②头面项脊；③眼耳鼻唇齿舌；④关节曲肢；⑤上
窍痰涕泪汗，中窍胸腹，下窍粪溺，女子崩带。此五大
项，又包括五色、五行、五脏、五官、五方部位，及气
血、寒热、虚实、新旧各症言之。

　　（二）活看法

看法不拘常例，有分看、有合看、有正看、有侧看、有抚摸、推括、抓按看法，有常规检查和异常或突出的看法。有病型转变的无定看法，即有静躁、增减、疏密之分；又有平时与急骤看法，和新感与久病的看法；老幼男妇、粗秀劳逸不同的看法，以及七情六淫，和其他时令所犯看法的不同。真病不离气血阴阳，寒热虚实之形，伪病及疫疠另有奇特错乱之色，均须活看细察。

（三）总看法

总的看法：应以明晦分吉凶，以衰盛分虚实，以冷燥分寒热，以正变分顺逆，以动静分进退。红黄青黑色，宜匀淡不杂，而忌深陷烦凝，或特出一点的浮露及沉滞。白色宜莹净润泽，而有根底，忌淡薄浮露，如不黏皮肉或散若飞雾。色紫定为瘀伤。色淡只要蕴藏有润。又凡气色总宜藏聚，而又深厚活泼，宜匀整不杂，而又安逸有悦颜；宜于抵抗病邪之时，神气不离本色和定位。宜有热便红赭，无热便平顺；有寒及痛便青白，无寒痛即温和；最忌一时数变，及小儿哭叫而色不变之反常危象。

又男子之色，重在眉目印堂，主看督脉。女人之色，重在环唇及下颏和乳头，主察冲任。小儿之色，重在囟门、两鬓、头角及下部谷道前后二阴，主重太阳少阴。老年及久病之色，重在门牙、耳根，主查肾气。五脏之色，重在鼻准，土为万物所归，以察后天之强弱。瘦人气盛，未必为旺；肥人气短，不尽为虚。无故色气顿衰者必主重病；有病气色不改者，虽险症易痊；另外神经过敏者，波动必多，此皆常理也。

总之，望诊以神气为重，可用收、散、丰、萎、烦、涩、昏、醒八个字，以参证斟酌之。

第四章　外科

1. 疮疡百毒

疮疡常见，能自备各药，便于应用。余每制远志一味泡酒敷疮。又用荆芥微炒合赤石脂研匀，涂封虚溃不敛之疮疖，至愈后无痕。外贴药膏，改用软化蒸药，涂布上贴之，如芸香（白胶香）、乳、没、银珠、麝香、蓖麻油合蒸及调搽等法，多收实效。而有人诟之，不知远志一名荷包草，土人捣治瘀血各症，称是跌打损伤妙药，即用米泔泡浸或涂或服，止痛消肿均佳，其根即远志也。至于荆芥入血化气，石脂收湿生肌，二物合制涂疮，无论已溃未溃，皆能奏效。软膏外贴，不致伤皮。此系师传秘制成药，非臆创之方，倘问出典来源，则刘涓子《鬼遗方》，果属何人所授耶？

软膏蒸药：治一切肿毒和奶疮。

芸香1斤，乳香、没药、银珠各3两半，黄柏、蒲黄、青黛各1两，麝香、冰片各1钱，蓖麻油10两拌蒸。

【附】一切疮痈外用内服方

（1）混沌如金散（验方）：外敷疮痈。

鸡蛋1枚，打破，将蛋白蛋黄分作两处，各以黄土和匀，将蛋白捏为小饼，包蛋黄于内，仍做成整个蛋形，再入炭火中煅令烟尽，但不使过枯，研末后，另用卵清交米醋调和敷于疮上，初起者必消，已成者必溃，已溃者干糁收口。痘烂成坑，亦可干糁。

（2）玉红膏：外贴疮上，解毒生肌。

白芷5钱，紫草、白蜡各2两，甘草1两2钱，当归2两4钱，血竭、轻粉各4钱，先将甘草、紫草、当归、白芷四味共浸，麻油1斤同熬，滤取油汁入勺后，下血竭，再下白蜡，再后下轻粉，搅匀收膏，摊布上贴之。

（3）内服四妙汤：治疮痈。

黄耆、当归、银花、甘草，水酒各半煎服。

有表证者加：防风、柴胡。

痛甚者加：乳香、没药。

肿处白色加：半夏、南星、土贝母。

脓不成者加：防风、炒穿山甲。

溃后加：牛皮胶。

热甚加：栀子、连翘。

寒多加：附子、肉桂。

泄泻加：二术、茯苓、陈皮。

（4）单方

①黄矾丸：痈疽发背，一切肿毒，服之止痛，1两以上，可见明效。

生明矾1两、黄蜡7钱，溶化和丸梧子大，每服10~20丸，开水下。未破即消，已溃必合。

②疔肿恶疮敷药：适量生矾及黄丹调敷，或先以三棱针刺破待血尽，再敷药，三次见效。

2. 肾脏痈

温热蕴毒，有发为肾脏痈者，症见腰臀少腹各部，有痕块肉结隐痛，或前后二阴之间，灼热瘰坠，大便燥闭，小便血淋，舌暗无苔，咽苦作渴，脉多滑数。余遇此症，均以化痰清湿法投之有验。

处方：赤小豆、木蝴蝶、冬瓜仁、紫花地丁、黄花地丁、乌药、橘核、豨莶草、延胡索、归尾、络石藤、蒲黄、车前仁、合欢皮、紫草、木通、丹参、萆薢、血余炭。

虚甚者：去木通、萆薢、豨莶草、橘核、紫草、延胡索。加：桑寄生、杜仲、续断、龟板、石斛、阿胶、地骨皮等不拘。右药组成一剂，以黄泥泡水澄清煎服。

【附】其他痈症方

（1）肠痈汤：身皮甲错，汗出恶风，少腹满脉数疾。

黄耆、防风、银花、山甲、丹皮、瓜蒌皮、连翘、白芷、冬瓜子、蒲公英、甘草、苡米、藕节。本病初起可服薏苡仁汤（《金匮要略》）。

（2）清肝渗湿汤：治肾囊痈。

当归、白芍、生地、柴胡、泽泻、川芎、山栀、胆草、甘草。

（3）行经活血汤：治臀痈，切忌升托，只宜疏散，外以葱熨之。

羌活、独活、当归、牛膝、秦艽、熟地、茯苓、杜仲、红花、生姜，或加续断。

（4）腿痛治法，主补勿泻，主温忌寒，主托禁敛，非比以上各痛，只用补中益气汤、八珍汤入牛膝、木瓜，引经，则易溃易敛，如沾沾解毒则败矣。大约阳症宜疏散解毒，勿犯苦寒。治阴症又以升托温补，勿过辛热竭津云。

3．无名肿毒

某医口传托里方药，统治痈疽、发背、便毒等病，不问虚实，老幼男女，未成者服之使消，已成者用之必溃，无不良反映，屡试皆然。

（1）托里丹：忍冬藤并叶、地榆、紫花地丁、当归、甘草，酒泡水煎。随病的上下所在，分午前晨起，及午后夜间，每进一盏，一日二次，以渣捣敷病所。

（2）奇效乌龙膏：外贴一切恶疮及烫伤未破者，陈小麦粉炒黑，醋熬成膏，摊纸上，剪孔黏上，即觉气冷如冰，肿痛可止，再加栀仁并皮亦妙。

（3）胬肉外贴黑龙膏（黑龙丹）（《验方新编》）：熟地烘干，乌梅炭炒，研糁之，外盖膏药，或黏纱布上。

（4）验方：可止水止痒、退热、住痛。

黄柏、蒲黄、青黛、人中白各1两，冰片5分，研调凡士林敷之。

【附】手足脱疽方

元参、银花各3两，当归2两，甘草1两，砂锅浓煎滤过，于当晚及次晨，分服五帖，脱疽渐消，可免截皮断爪之苦。

4. 疔疮

曾试验疔疮各方，记之如下：

（1）秘笈存方：用荠苨为君，此药与桔梗形似相乱，但荠苨味甘，此系肝脾不和之要药，能解百毒，治热狂，疔疮捣敷三度有效。

荠苨、元参、知母、生地、瓜蒌、石膏、紫草、菊花根、茜草、夏枯草、葛根、银花、地骨皮、黑大豆、甘草，多年土内铁锈煅赤醋淬入药同煎服。

〔按〕此仿验方石子荠苨汤意而成之剂，解毒除热甚佳。偶遇方中药味缺少时，亦可使用，盖大剂中略减其味，亦不碍其功能耳。师云：荠苨如缺，可以生苍耳草代之。

（2）验方：疔肿危殆，可以拔根。

苍耳根叶，和童便绞汁，冷服1升，日三次。

（3）外敷方

①水蛭焙黑，研粉交盐梅肉焙过同捣，敷疔上，止痛去毒甚速。

②蜗牛数十条，捣敷手指疔疮。

③大马蓼叶和石灰，外敷手指疔毒。

④雄黄末入猪胆内，套敷手指疔毒。

⑤吸毒石(《阅微草堂笔记》)：即大蛇头额上所长角骨。遇此大蛇，以雄黄数斤，于上风处焚之，蛇即萎顿，锯取其角骨用之；外涂痛毒，相黏不脱，俟毒吸尽，乃自落下。用后置人乳汁中浸出毒液，仍可收藏角骨待用。此与花脚蜘蛛置疮上吮毒后，仍将蜘蛛放清水中，令吐出毒液之法相同，而功效较高云。

5. 甲疽肿烂

爪甲入肉名为甲疽，一作嵌甲，如有肿烂可用外敷见效。

(1)赤小豆，研涂。并治一切痛疖赤肿。

(2)马齿苋，捣敷。可治多年恶疮，百方不应者。

(3)马齿苋阴干，和盐，浸青木香，炒焦研细末，入辰砂、冰片少许，和涂疮上，散血、消肿、止痛甚速。

(4)平胬丹：治嵌甲有效。

乌梅、矾石、硼砂、轻粉、冰片，研细涂敷。

6. 牛皮癣

此病难速愈，试用下方有效。一切皮肤发炎之病，忌用枯燥刺激敷药。

鸡蛋清调醋，日日涂之，二、三十次见效。

7. 瘰疬

此病虽难速愈，余常用下述方剂收效。

（1）通用验方，不论已溃未溃。

①浓煎夏枯草成膏，任服。

②十全大补汤加：香附子、贝母、远志，共研成丸，酌量日服。对体弱者收效。

（2）虚实证分用方

①仿活命饮：治实邪气旺者。

夏枯草（君药）、土贝母、忍冬藤、皂角刺、防风、连翘、桔梗、元参、条芩、天花粉、薄荷、没药，煎好后，再加灯芯一握泡服。另加减如下：

气郁加：香附子、柴胡。

血瘀加：当归、白芍、远志、丹皮。

肾水不足：合六味地黄丸间服。

脾胃气虚：用人参内托散。

②人参内托散：治虚证。

人参、黄耆、当归、川芎、白芷、穿山甲（炮）、广皮、甘草。

（3）外用方

①九一丹：外贴疡瘤、痰核、乳岩坚结不溃者，比控涎丹入麻黄煎膏尤强，比阳和解凝膏之治虚溃者，又有一攻一补之不同也。

甘遂、大戟3两，白芥子8钱，麻黄4钱，南星、僵蚕、朴硝、藤黄、半夏各1两5钱，研过筛末，去粗渣再加：生石膏3分、白降丹1分5厘。

②消核膏：乳核、乳岩、痰核等通用。

控涎丹为君，加麻黄熬兑：朴硝、藤黄、生石膏、冰片、铜绿合成软膏贴用。已溃者，再加入阳和解凝膏用之。

8．锐毒

雷姓十岁女孩，患右耳后完骨穴生一黍粒，渐肿如爪，坚硬平塌，紫暗不溃，毒气内攻，颈筋木痛。余指为阴证，用下列方剂，回阳之后，脓出肿消。并用外敷药而愈。

（1）桂枝龙牡汤、当归补血汤：桂枝、白芍、龙骨、牡蛎、甘草、生姜、大枣、黄耆、当归，加皂角刺、鹿角霜，煎服。

（2）外敷方：蒲公英、炮山甲、焦矾、冰片，捣敷。

〔按〕此症俗名：右耳后为锐毒，左耳后为夭疽，以后者更凶险难治云。

9．妒精疮

余曾遇未婚青年，患阴强精阻之茎肿而硬，尿道精管涨满胀痛，转而顽木强举不消，终于腐溃，即所谓妒精疮，一名阴茎硬肿。遍搜医药方法，知为欲灼精凝，闭结不化，气血痰浊，聚久成毒，恰似痰结血瘤一类，必与化瘀活络，变质解凝，兼泄龙雷之火为是。因酌拟一方，如非梅毒，用之有效。

二陈汤合：龙胆草、木通、石苇、橘叶、桃仁、丝瓜络、雄鼠屎，或加丑牛，煎服。

外敷方：芒硝、生地龙、天花粉、葱汁、凡士林，合捣敷上。

【附】治强阳不痿方

知母、黄柏、车前子、天冬、木通、甘草，煎服。

10. 截足风

两腿胫肿、发热、不红，多生于热病愈后，失治则痛甚致死或残废。服去湿清热，如苡米、海桐皮、防己、蚕砂、秦艽、萆薢、桑枝、木通，仍难收效者，可加用外敷法收效。

外敷膏：广胶1两，入糟醋调匀，滤出汁去渣，生姜汁少许，葱汁多倍，和糟醋汁三四倍，烊化成膏，摊布上贴患处。

【附】下肢象皮肿（丝虫病晚期）方（河南博爱县卫生科）：

通络消肿汤：防己、牛膝、赤芍、五加皮、当归尾、木瓜、苍术、海桐皮、麻黄、紫草、茜草、桑白皮、升麻、枳实，水煎服。

外用：蒲公英、甘遂、芒硝，煎洗。

11. 蛇伤

樵叟老汤被蛇咬左肩昏倒，其家呼救于余，先急令多取雄鸡毛烧烟熏之（蛇蟒畏鸡毛）。随忆某笔记载疯道人治蛇法：用白芷调研麻油敷服并进，旋吐黄水而甦之事，乃疏方给之。亦借白芷急疗阴蚀邪防阳明之毒气，非此不可也。老汤果庆再生。

处方：白芷（君药）、天名精、麦冬、生绿豆粉、大黄末、广木香、炒穿山甲、米泔、麻油、童便合捣成浆，灌服。以药渣敷疮。

〔按〕天名精根，名杜牛膝，子名鹤虱，并用根苗，则天名精也，又名地菘，恶疮肿毒，捣汁敷服两验。

【附】蛇咬急救方

（1）臭虫捣敷，或焙研吞服，常有显效。

（2）泥鳅头六、七枚，和桐油捣敷，立时止痛，但禁食鸡、酒、鱼虾、大蒜、芹韭。

（3）苏方木、蜈蚣、芝麻叶、雄黄，先将三棱针刺破疮口出毒水，再贴此药细研和匀，略加冰片。

（4）苋菜根汁，酒兑饮之，覆被取汗，渣敷患处，令其自干。马齿苋亦同。治水蛇咬者佳。

（5）旱烟油（旱烟筒内烟粪）涂伤口，可治蛇咬留齿在肉中不出者。

（6）毒蛇猛兽伤急救方：白矾、甘草各等分为末，每钱半用冷水调服，以渣敷伤。

12. 蜈蚣咬伤

偶遇蜈蚣咬伤，百方均次，先取灸火熨之，或灯火焠之。另用蓼树、雄黄，和旱烟叶卷作小筒燃烟熏之均效。

13. 汤火伤

烫伤俗呼火疮，平日常见。余见一右臂伤于汤火者，溃烂脓腐，反覆难瘳。多方调治，终于取端节前野生葛藤粗大节间自生肉虫（药名葛上亭长），焙研和冰片涂愈。因将烫伤应用之方附后，以备采择。

（1）烫伤慈航膏（保定黄子云）：

侧柏叶、当归、大黄、地榆、野蜂房（树枝上结成者）、黄蜡、血余、麻油、炸枯，捞去粗渣，加樟脑熔化，搅匀成膏，摊新布上贴伤处。

（2）简方外用：

①白芷、紫草、白蜡、忍冬藤、冰片，香油熬敷。

②棉透西瓜汁，外敷火疮，可以止痛。

③猪毛（脊上粗大者）煅研，加轻粉、硼砂各少许，伴麻油涂伤处。

（3）严重火疮，皮溃不能敷药者，将好酒煮一、二瓮，倒入大浴缸内，将伤部浸入，虽险无虞。又浸人尿中者次之。

（4）储药备用：

①车前草全兜，不令见水，阴干，洗净泥垢，不拘多少，浸菜油中，一年外，腐如粥糜，烫伤敷止，止痛和血，三、五次效，不留疤痕。

②吃过后的茶叶，积贮坛中俟腐化，时与搅匀，不加水，敷涂火疮，立时止痛。

14.　金疮跌打

（1）金疮必效散（家传自制金疮散）：陈石灰一百斤、韭菜兜根五十斤、大青叶25斤，槐树皮、樟树叶各8斤，大黄4斤，共入石臼中春捣极细，入秋石或尿垢少许，加酒、醋、水3合调令如泥浆，作为小饼，黏贴当风处墙壁上，俟日久干透，取下研细过筛，瓶封待用。

每次1~5钱，量所需用干糁或开水调敷，自然疮愈痂落。

（2）跌打重伤卧地疗法（老师传授）：熟麻油、生地汁，和酒饮之。以火烧净地令热，和衣倒卧其上。外捣凤仙花叶敷患处，随时换易一夜，血散肿消即愈。

①脱骨接臼，以凤仙花根、酒磨半寸，白芨2钱同服，并揉托之，使骨易接合。又茉莉花汁少许外罨，即可止痛，但有毒切忌入口伤人。又生蟹1斤捣敷，并泡酒服1杯，俟骨内隐隐作声，骨即愈合。又白芷接骨势效不亚于自然铜。

②折伤接骨，先用止痛法：白矾末，每用1两，沸汤化溶，以帕蘸热熨伤处，少时痛减，再用他药。

【附】外科局部麻醉药方（老师口授）

生川乌、生草乌、生半夏、生南星，以上各2钱5分，细辛5钱，荜拨3钱5分，共研细末，用酒精调敷疮部四周，经过三、四分钟，即可达成局部麻醉之效。

用量按疮之大小涂之。此药有毒，切勿入口。

15. 其他杂症方

（1）鸡眼方：

①生白果，不去外面绿皮，搥碎和桐油熬焦，沥油汁，加雄黄、冰片，涂点鸡眼上。日一、二次。

②补骨脂浸酒精三、四夜，先用温水洗软患处，再涂此酒药。

③黄豆芽，每餐半斤佐膳，不吃其他菜类，连用一周左右，可助鸡眼自然脱落。

（2）鹅掌风方：

①核桃壳、鹅粪，煎洗。

②全蝎、黄柏、紫荆皮、当归、百部，醋泡微煎，乘热浸洗，反覆加温约3小时为度，共用七天。

③糠油，每天擦掌，约半月有效。

（3）钉石伤脚跟及腿膝破烂者方：野鸡脚（雌雄成对），瓦上焙干研细，调油或干渗，均可使结痂而愈。

（4）针刺入肉方：银杏，去衣杵烂，浸菜油中数日，取油敷疮上，针刺移时自出。

〔附录〕

笺余赘言

比较熟练的医务专家，纯靠亲历实践一些病例，累积临床经验，由此确切证明：自己感性认识中，毫无疑误的正确诊断和治疗，深信诊断来源，出于实践，不可让教条理论占先，作一个唯心论者。偏于老一套狭隘束缚中看问题，使主观对客观反映联合不起来，那就错了！论到理论指导实践，形成确诊方法，只须把主观精神溶合客观事物，去掌握病变，耐心进行全面观察，证明医案上有客观根据；确信医理论述，离开实践，是没有意义的。

昔日吴鞠通氏写了一本《医医病书》，谈出许多弊病，但还没有说到上述这些疵瑕。为着打破抽象机械地套用书本知识起见，略为赘言，并附联语于后，不论是否，权以自惕云。联曰：

勤学善做，边学边做，怎开一言堂，理论自雄，竟丢掉主观努力。

衷中参西，亦中亦西，唯入三岔口，功夫未到，只提防歧路亡羊。

医案五则（摘录《中国现代著名中医学家的学术经验》）

郑守谦老先生治学谨严，非常注重理论联系实际。他说："医家治病，既要实事求是，又要严肃负责，把中医三件法宝——病（问病）、脉（辨证）、药（处方），全部掌握，还要注意医疗态度，同情病人，讲究医德，一切为了病人。"并自立医戒十条：一戒自满，二戒偏执，三戒饰非，四戒妒嫉，五戒欺诳，六戒好奇，七戒轻妄，八戒贪功，九戒顺俗作解，十戒弃贱畏难。

郑认为气功是预防疾病的妙法。他在12岁时患肺痨，以致身体衰弱，遂坚持日行气功，未用特殊治疗而痊愈。郑年过古稀，自认为是得力于气功。他尝谓："肺病损气，而治节不行，百脉不朝，一息失运，一毫不续，则自馁矣，宜善养之。"又曰："人生以气为本，以息为元，以鼻为宗，以心为根，以肾为蒂，以脑为用，必使呼吸匀静，常在心肾之间，则百脉自调，七情不炽则血气安定，百病潜踪，故不必服药求助也。"他谈到气功的奥妙说："气功的好处是深深吸入空气（氧气）直达丹田，由鼻呼吸转成腹呼吸，全身气血周匀，把所有病邪（浊气）逐出，就可推陈致新，转弱为强，而且根（心）深蒂（肾）固了。总诀是鼻纳口吐，气降为纳，气升为吐，一升一降，合为一大循环，周而复始，气机升降，环行无端，物当之而永寿，人得之而永康，此气功导引之重在坚持修养也。"

郑临诊时从整体观中抓主要矛盾，辨证立法，对症用药，屡获良效。

例一：肺痨咯血　樊××，女，56岁。患肺痨经治疗病趋稳定，近年不时咳嗽，因咳血求治。按肺病咳血为虚中夹实之证，急则治标。仿《金匮》柏叶汤及《李氏医案》独圣散意，治以益气养血祛瘀之剂，服白芨、甜三七煮侧柏叶、丝瓜络、白果，另服尿浸鸡蛋，约十日，咳血已除。因其半百后曾患脱肛及子宫脱垂，实为积虚成损，病碍全身各部生机，致元气陷下；郑书《金鉴》和营散坚丸：〔四君子汤合四物汤加化橘皮、桔梗、香附子、昆布、海蛤粉、尖贝母、红花、升麻、夏枯草，蜜煎浓膏，捣和丸服〕。着重治病根，安气血，攻补兼施。隔年病减大半，再换方时，灭去前方中红花、升麻二味，加入仙鹤草、冬虫夏草续服。病不再犯矣。

例二：崩漏症　苏××，女，22岁。月经来潮时，因口角而郁怒，使经水淋沥不止，已有近月。经量日渐增多，色鲜红，夹有瘀块，腹痛腰酸，头晕，手足心发热，纳差，口不渴，二便正常。经注射止血针无效。舌苔薄腻，脉弦滑。诊为崩漏症，证属郁怒伤肝，肝旺血热所致。立法清热疏肝，佐以凉血止血。治以丹栀逍遥散加减：银柴胡、全当归、杭白芍、粉丹皮、黑山栀、大生地、阿胶珠、仙鹤草、卷柏、棉子炭、炒白术、清甘草。服上药一剂即血止，续服三剂，除自觉少腹微痛外，余均好转。再从原方去卷柏、甘草，加沙参、香附子，服三剂乃愈。

例三：胎热胎动　柳××，女，30岁。受胎百日余，口苦，心烦，自觉腹内热蒸如灼，由午至夜达天明始退，胎动不安。时当长沙盛暑，医者以暑、湿、中恶及子烦、子悬等病治之，无效。郑曾与和中养血之剂，亦不稍解，相持既久，其夫促郑换方。按其右关独盛，左脉细沉，认系肝血胃津同被热伤之过，乃于前方中再加玉竹一味，随服即安。处方：四物汤去川芎，合黄芩、山栀、竹茹、益母草、麦冬、枳壳、阿胶、佛手柑，最后重加玉竹，一剂热退。

例四：便秘　邓××，男，中年。大便不通数日，胸腹胀满，头目昏眩，食后吞酸，欲吐不吐，舌黄，脉沉而滑，服润燥与急下通利药无效。郑出下通上升兼以化痰之方而便通。此乃膏粱厚味之变，实邪蕴热，上阻下秘，升降失司，津液结为顽痰浊垢，糟粕不能下输大孔而坚阻致病；处方以牵牛和大黄双解水血之闭，而升麻、桔梗从上升之，化痰则其余事也。内服：桔梗、升麻、皂角、白芥子、厚朴、熟大黄，浓煎后入牵牛末、竹沥、姜汁、韭菜汁各少许，搅和温服。

例五：热药中毒　萧儿，9岁时，严冬感寒过于表汗，旋因染痘白陷不出。郑投四君子汤加黄芪、紫草、糯米，煎兑麋茸少许而起。至十一岁时，又患臀股流痰软块，冷木无痛而艰于行，经外科治疗无效，竟成瘫疾，郑又为主阳和汤夹吞参茸卫生丸，凡六、七十日渐愈。其家境过信鹿茸功效，常备此品于家。逾年此子再得寒厥，经灸乃苏。乃父鉴于前时参茸获效，是儿易犯腹痛寒泻，遂自浸参茸附桂酒，常令服之，因之中毒。忽然尸厥不省，三日僵卧高烧，邀郑急救，约以死马权当活马医之。遂浓煎泻热解毒养阴大剂。处扩：海带、芦根、西瓜皮、麦冬、黑大豆各750克，玄参、知母、桑白皮、鲜生地、生石斛、生甘草各250克，大青叶、爬壁藤、人中黄各120克，羚羊角、犀牛角、牛角各3克研末冲兑，另加兑白蜜、竹沥、童便和匀。频频灌服，隔夜竟苏，缓调百余日，始告平复。当时人撼用药之奇，遂有医死复活之议！夫医药有关生杀，功过两不易言，从慎免咎，庶乎近之。

后　叙

　　盖闻世有高人，学力务民生之本，功参妙化，心思抱踵顶之艰，博奥虽以代迁，秘笈允从时化。在隐光孤逸，操比冰梅，而俊哲清谈，系凭筋节。偶然泄笔成书，描头入手，竟说成金点石，珠母褒丹。余怀此癖，平生寝馈歧黄，默念苍生，永寿定坚金玉；岂徒闲坐咬文，无关痛痒，愿尽普通棉力，爱切恫瘝！窃谓知医制药，虽偶病亦复何伤；常思合理修方，即夜航也同朝渡，并可深谋远识，何嫌只顾目前；遂穷肤浅杂征，良愿总归裕后！

　　可惜钩玄索隐，学步后坐，翻嫌整躄悬疣，耻鼙余唾！幸是囊倾颖异，非同竹节之支离；多经枕秘传真，可补药橱之漏佚。与人各别，于世有关，一手自抄，搔头尽白！论往事如梦中说梦，其梦也真；除夙习已丢去复丢，所丢不少；偶存无缝之天衣，暂保难遗之只字；石迹沙痕，走泥峡中百千万里，东涂西抹，阅汪洋界六七十年，诚哉空翠逼人，不足挂齿，将谓执经问字，未肯忘情。

　　且也，舍利子修到何曾？大夫松成长不易！反思战栗，入人眼界恐无书，满腹温存，汲古菁华宜执笔。吾侪争读有用之章，艺事必到公开之处；爱编此本，以待知音，欲步先贤，赶寻芳躅。此则集辎轩以实系囊，非徒自赏；裁木瘿而成家俱，借用尤欢！心同侫佛，不揣谈经解厄之痴，便拟测蠡，每效学海乘风之趣，一自头风顿愈，思草檄又何妨。须知世俗难医，识药言之可诵，于是深山遍采，百草先尝，因兹坭上传来，全书必览也。

况说炉升九转，难抛马勃牛溲。经常穴定三焦，不见鼠肝虫背。更比中郎韵癖，清溪弄，九曲初成，贺令神交，广陵散，于今未绝，器由人以合道，人易学而难精！于兹媿矣，向何处追同调之新声，敢谓心雄，倚偕唱盼众山之必响。

编者谨识

285

后 记

本书为七代世医郑守谦氏专为后辈传授经验，亲手摘录内、儿、妇、外等科的个人临症心得，并附有关参考资料；真材实例，理法俱备，可资临症参究。至据以摘录之原始全部手稿，惜均在昔年动乱中散失，无法补出每一医案的具体日期和原处方的全部剂量。虽然全豹未见，真诠尚在，类证治裁，仍可探索；故曰《医案余笺》。

此系家藏珍本，不敢私有，爰加整理删校，公诸医坛，以符先人"秘笈允从时化，……良愿总归裕后"之旨，不胜企幸！

庚午年春　郑曦焱　郑若霖　校后缀语